Vá se drenar!

Ana Hara

Vá se drenar!

O poder da drenagem linfática
para desintoxicar e melhorar sua vida

MATRIX

Direitos em língua portuguesa para o Brasil:
Matrix Editora - Tel: (11) 3868-2863
www.matrixeditora.com.br

PROJETO EDITORIAL
Chantal Brissac

PROJETO GRÁFICO E EDITORAÇÃO
Joana Resek

ILUSTRAÇÕES
Joana Resek

REVISÃO
Mariana Munhoz
Adriana Parra

Dados Internacionais de Catalogação na Publicação (CIP)
SINDICATO NACIONAL DOS EDITORES DE LIVROS, RJ.

Hara, Ana
Vá se drenar! : o poder da drenagem linfática para desintoxicar e melhorar sua vida / Ana Hara. - São Paulo : Matrix, 2012.

1. Sistema linfático - Massagem. 2. Linfedema - Tratamento. 3. Massagem terapêutica. I. Título.

12-4522. CDD: 615.822
CDU: 615.821

SUMÁRIO

PREFÁCIO

Desde o ano de 1999 sou atendida pela minha doutorinha, a Ana Hara. Só deixo ela me atender, e posso dizer que não fico sem a minha drenagem. Até mesmo quando fiquei internada, pude contar com a gracinha de massagem da minha doutorinha.

Sempre que posso faço a drenagem duas vezes por semana, durante duas horas seguidas. No corpo e no rosto. Meu rosto, o colo e o pescoço rejuvenesceram! A doutorinha tirou duas bolas de gordura que eu tinha no pescoço e que nunca mais voltaram. No corpo, a transformação também foi grande. Ela me fez cintura, que eu nunca tive, e deixou minhas perninhas ainda mais bonitas. Alisou a gordurinha que eu tinha nas costas e tem deixado minha pele macia e firme.

Quando ela faz "totoso" no meu rosto, durmo profundamente. Às vezes ela me judia e eu bato nela e xingo um pouquinho (risos)... Mas ela tira meus pontos de tensão e relaxa meus pezinhos.

Eu me sinto leve, relaxada, lépida! Amo essas mãozinhas abençoadas e eu agradeço a ela em toda sessão que me atende. Minha querida doutorinha, obrigada!

HEBE CAMARGO

P.S.: E eu, Ana Hara, amo essa mulher! Nossa sessão é uma troca de amor com uma pitada de palhaçada!

OBRIGADA, DE CORAÇÃO

Quero dedicar este livro a todas as minhas pacientes queridas, que desde o começo me ensinaram, me incentivaram e acreditaram no meu trabalho. Elas também me indicaram para suas amigas, que vieram e também se tornaram pacientes, passando a me indicar para outras pessoas, em um ciclo de confiança, parceria e amizade. Dedico este livro também às que estavam sempre dispostas a experimentar técnicas novas de massagem e de cursos que eu fazia. Minhas cobaiazinhas lindas...

Quero agradecer às pacientes que frequentam a Hara há anos e nunca deixaram de ir, e às pacientes que frequentam há menos tempo, mas já depositam total confiança no meu trabalho e no de toda a equipe.

Quero agradecer à minha equipe Hara, que é hoje a família que eu tenho, em quem eu realmente acredito. À equipe que começa na porta, com os manobristas e seguranças, sempre com um sorriso no rosto e o time no coração, depois passa pela competente recepção, com as meninas dinâmicas, rápidas, alegres e buscando excelência no atendimento. Agradeço também às minhas sorridentes faxineiras, que deixam o spa limpíssimo e cheiroso e espalham alto astral em todo o lugar, e ao meu querido "faz tudo", comigo desde 1998. Às minhas terapeutas – das antigas, que estão há mais de dez anos comigo, até as mais novas, sempre fiéis e com a energia guardada nas mãos para atender com todo o amor.

À minha equipe de chefia: os cérebros da Hara! Confiança, dedicação, batalha e amizade. São muitos os vínculos e emoções. Essa é a família que Jesus uniu na Hara.

Agradeço também às terapeutas amigas, com as quais compartilho uma vida inteira de trabalho e realizações. Quero homenagear todas as profissionais da área que trabalham com a massagem, com suor, com dedicação e energia a cada sessão. Essa profissão não é nada fácil! Convivemos com dores, lesões, cansaço, e filtramos as energias negativas dos pacientes.

Quero agradecer às pessoas que entregam seu corpo em nossas mãos! Às que frequentam a Hara e torcem pela minha prosperidade e de todos os funcionários, às que reconhecem meu trabalho e as dificuldades que passei para construir esse templo de bem-estar, que traz calma e paz para as pessoas.

Quero agradecer ao meu marido, Fernando, meu companheiro para todas as horas, meu melhor amigo!

Um agradecimento especial à minha mãe, que já partiu deste mundo, mas deixou um exemplo de amor, verdade e coragem. Cuidou de suas três meninas e nos ensinou a importância da honestidade e da dignidade. Um de seus conselhos sábios era: "Não deixe sua essência se intoxicar". Obrigada, minha querida mamãe! Desapegada dos bens materiais, ela só queria a paz.

E, por fim, a todos os meus filhos, cachorrinhos, coelhos, pássaros, que foram aparecendo em minha vida e que me tornam um ser tão feliz e realizado, pois é por causa deles que sei o que é o verdadeiro amor incondicional.

Obrigada, Jesus, meu mestre, que está tatuado nas minhas costas e no meu coração. Que este livro ilumine e ajude a todos que necessitam do poder terapêutico do toque consciente.

NOTA **DA AUTORA**

Minha intenção com este livro é desmistificar a drenagem linfática manual e fazer todos entenderem, homens e mulheres, que a drenagem é importantíssima para manter a saúde e garantir a longevidade. Vou falar aqui do poder do toque, desde o feto até a terceira idade, e contar a minha experiência para ajudar você a melhorar a sua vida de uma forma fácil e saudável. Vou mostrar todo o potencial da melhor máquina já idealizada em todos os tempos: as nossas mãos em conexão com a energia curadora.

Tudo isso em uma linguagem simples, sem termos técnicos, para que seja uma leitura gostosa e clara para todos. Esse estilo mais descontraído e direto tem a ver com o meu jeito de ser e de viver, e eu acho que a autenticidade é a melhor forma de passar uma mensagem. Mas tudo o que escrevi neste livro foi baseado na minha experiência clínica e em literaturas atuais com comprovações científicas. Ao mergulhar nestas páginas, você vai entender por que a drenagem linfática é tão vital para a saúde como o exercício físico e a boa alimentação. Você não irá aprender a fazer a drenagem, mas saberá como e com quem recebê-la.

Espero, sinceramente, que você passe a incluir a drenagem em sua rotina, como faz, por exemplo, com a ginástica da academia. O motivo é que ela é, de longe, a melhor de todas as massagens. Você pode receber um *shiatsu*, uma massagem relaxante, uma massagem *thai*, mas sempre receba, pelo menos uma vez por semana, uma drenagem. Esse é o segredinho para sua saúde circulatória.

Em 2012 completei 40 anos – dos quais 20 foram voltados ao trabalho nas áreas de fisioterapia e linfoterapia – e ficou claro para mim que deveria transmitir e compartilhar esse conhecimento com as pessoas à minha volta, com você.

Iniciei a minha carreira fazendo publicidade, mas não era o que eu amava, por isso parti em seguida para um curso de massagem e não parei mais. Desde a primeira vez que eu trabalhei com minhas mãos e fiz uma massagem profissional, eu nunca mais pensei em fazer outra coisa na vida.

Comecei a atender como massoterapeuta para depois entrar na faculdade de Fisioterapia. Aprofundei-me no assunto fazendo cursos na área linfática, estudei com médicos especializados em Linfoterapia da França, da Itália e da Argentina. Alguns deles eu tive o privilégio de entrevistar para este livro. Aprendi muito com esses especialistas.

Tudo o que eu fiz construí do zero e tudo o que tenho hoje devo às minhas mãos, à drenagem linfática manual e às minhas pacientes, que acreditaram em meu trabalho desde quando eu era uma menina.

Acredito firmemente que minha missão é tentar transmitir o bem através do meu templo, a Hara; através de minhas irmãs terapeutas que trabalham comigo há tantos anos; e através do poder do toque consciente.

Atualmente, no Brasil todo, as palavras "drenagem linfática" aparecem em clínicas, salões de beleza e até em faixas e cartazes pelas ruas. Profissionais de áreas diversas anunciam que fazem drenagem linfática e prometem resultados milagrosos. Todo esse modismo é perigoso, porque gera confusão sobre o verdadeiro conceito e objetivo da técnica e pode até colocar em risco a saúde das pessoas.

Claro que há muitos profissionais qualificados e bem preparados no mercado, mas há também uma leva de gente que se aproveitou da onda da drenagem, usando o nome como um chamariz de público, difamando o nome de profissionais sérios e banalizando a nossa profissão. São pessoas que não têm formação técnica nem treinamento para atender e desconhecem as indicações e contraindicações da drenagem.

Alguns médicos colocam esteticistas e até terapeutas em seus consultórios para incluir a drenagem no pacote, mas se esquecem de qualificar seu profissional. E isso é muito arriscado! Feita de modo errado, a drenagem linfática manual pode trazer sérias complicações ao paciente e até causar lesões graves e fatais, como fraturas ósseas, dores, microvarizes, manchas, piora da flacidez e celulite e trombose. No caso das grávidas, que devem ser levemente drenadas na barriga, com manobras específicas, e não podem ser pressionadas na região sacrolombar, uma drenagem linfática malfeita e pesada pode levar a um aborto ou a um parto antes da hora.

Por isso, se o terapeuta não sabe drenar grávidas da forma correta, não sabe agir em um pré ou pós-operatório, não sabe trabalhar com encapsulamento de seios, não sabe cuidar de um edema, não sabe conduzir a linfa para os linfonodos, não sabe usar a pressão correta, que é importantíssima, nem sequer se atualiza nem se informa sobre todo o universo da drenagem linfática, só há um conselho: fuja ou pule da maca!

Neste livro, você vai descobrir como funciona o sistema linfático, que é fundamental para a saúde geral do organismo, e entender o poder da drenagem. A técnica que utilizamos na Hara é uma estudada e bem aprimorada "mistura" da mais pura drenagem linfática com a massagem modeladora clássica. O grande segredo é a harmonia entre essas duas técnicas eficazes e terapêuticas, já consagradas. O objetivo da primeira técnica é drenar e desintoxicar, eliminando inchaços, toxinas, e ativando a circulação; o da segunda é modelar todo o corpo, como se ele fosse uma massa de pão. A massagem modeladora usa movimentos fortes de amassamento e deslizamento para desmanchar a gordura acumulada dentro das células. A diferença é que eu descobri a receita de sucesso dessa "massa" com uma pitadinha de tempero. Esta é a minha receitinha para sua saúde e bem-estar e para um corpo bem modelado, bonito e saudável, pois uma técnica não funciona sem a outra: só modelar não desintoxica e só drenar não modela.

DRENAGEM NÃO É COISA DE PERUA, NÃO! É COISA SÉRIA!

Hoje, com a vida estressante que a gente leva, ninguém está livre das toxinas que se acumulam no organismo, nem mesmo as pessoas magras e disciplinadas. Essas toxinas aparecem sob a forma de inchaços, gordurinhas localizadas, celulite, cansaço, mal-estar, dor no corpo, peso, tensão nos olhos e na nuca, formigamento nos pés, má circulação, seios doloridos, mau humor, desânimo, depressão, doenças, enfim... A lista de sintomas é extensa, e a única forma de eliminar esses venenos do organismo é com uma boa drenagem linfática, acompanhada de alimentação saudável e exercícios aeróbicos diários por, pelo menos, trinta minutos por dia.

Você vai descobrir a verdade sobre a drenagem e entender por que tanta gente não passa uma semana sem se drenar. Personalidades como Hebe Camargo, Regina Casé, Thiago Lacerda e Lucélia Santos, entre tantas outras estrelas da TV e do cinema, fazem sessões frequentes com a minha equipe de terapeutas na Hara, para a manutenção da saúde e da beleza. Entre outros artistas que estão sempre comigo, drenando, tenho que falar de uma muito especial, a Patrícia Travassos. Aliás, tenho que confessar que a primeira pessoa que me mandou drenar foi essa minha querida amiga, a Patrícia: "Ana, vai se drenar, pô!", ela me disse uma vez. Imediatamente adotei a frase como filosofia de vida, como uma marca registrada, que agora passo para você. Só fiz, no título do livro, a adaptação correta da gramática, porque no dia a dia é "vai" mesmo que a gente costuma falar.

Este livro não fala apenas da drenagem, mas também de nutrição, de reeducação alimentar, de hábitos que podem ser incorporados para uma vida melhor, mais feliz e mais prazerosa. A ideia é que você possa desintoxicar sua vida, em todos os sentidos: desintoxicar não só o seu corpo, mas também sua mente e seu espírito, sua casa e seu escritório. Pois somos seres holísticos, e precisamos estar bem por inteiro para viver com saúde e felicidade.

Em relação à drenagem, posso dizer que ela remete a duas coisas essenciais para todos os seres vivos: o sistema linfático, esquecido por todos desde que o mundo é mundo, e o poder do toque sério e consciente. Ninguém vive sem toque, algo que não pode ser extinto porque é sinônimo de vida! O toque amoroso, que energiza e ativa o fluxo vital: assim é a drenagem linfática. Depois da leitura de *Vá se drenar!*, você também vai querer que a drenagem linfática manual faça parte de seu hábito de vida, para sempre. Vem se drenar, vem!

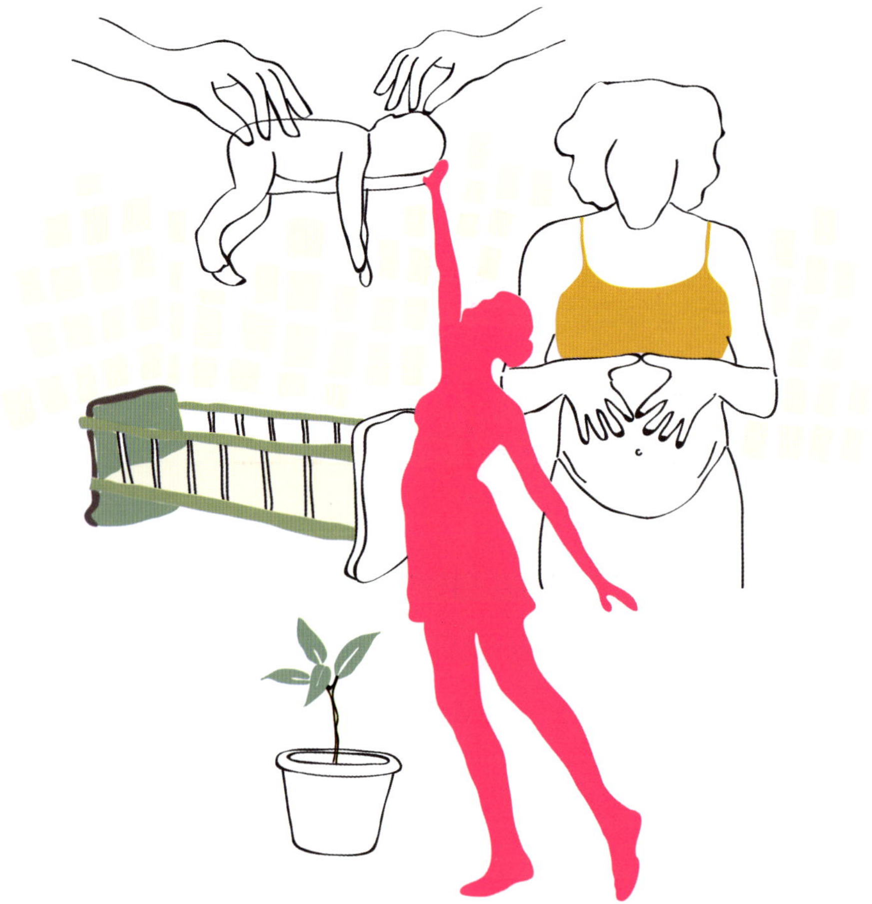

DO INÍCIO DA VIDA PARA **TODO O SEMPRE**

A MASSAGEM ESTÁ LIGADA AO DESENVOLVIMENTO DO SER HUMANO, ATÉ MESMO ANTES DE ELE NASCER. DENTRO DO ÚTERO, O BEBÊ JÁ É "MASSAGEADO" PELO FLUIDO AMNIÓTICO E PELAS CONTRAÇÕES DA GESTAÇÃO.

Desde o útero já somos massageados e até o último dia de nossas vidas precisamos ser tocados para nos mantermos bem, para prosseguirmos com energia nessa incrível jornada que é a existência na Terra. O toque afetivo e amoroso é fundamental para todos os seres vivos. Sem ele é difícil crescer, se desenvolver, amar, viver. Está presente em todo o reino animal, sem exceção. É um importante elemento da natureza, que contribui para a própria continuidade da vida, e para alimentar o amor perdido em alguns seres humanos.

Pode acontecer entre os seres humanos e também entre os humanos e os animais: um dos toques mais afetivos e mais próximos que temos é o de um cachorrinho, pois ele veio ao mundo para ser cuidado, amado, tocado, e para nos lembrar do lado mais puro do nosso toque, sem interesses nem pretensões, apenas o de tocar e amar.

Na vida humana, a massagem já se inicia no útero, quando o feto é naturalmente estimulado pelo fluido amniótico e pelas contrações durante a gestação. Dentro do ventre o bebê sente toda a movimentação da mãe e é embalado por essas ondas e sensações positivas. Massageie, energize e toque a sua barriga todos os dias, assim seu bebê irá sentir o seu amor. Depois, na hora do nascimento, a massagem se intensifica em todo o corpo do bebê durante a passagem pelo canal de parto. A partir daí, como uma árvore que precisa ser cuidada e regada para crescer, florescer e frutificar, o bebê se desenvolverá de forma feliz, plena e saudável se for tocado com amor, cuidado e carinho.

Nos bebês o tato é o primeiro sentido a surgir, e o mais importante: é através da pele que se nutre e se dá amor. Tão importante quanto o leite materno é o abraço amoroso da mãe, do pai, dos avós e de todos que participam da sua criação. Toque e massageie o seu bebê todos os dias, ele crescerá muito mais feliz e sem traumas. Toque sua criança e a massageie, e ela se tornará um adulto bem resolvido e decidido. É isso que alimenta verdadeiramente o recém-nascido. Mas, cuidado também, porque o toque com inveja, raiva ou qualquer energia negativa traz doenças... Evite isso para seu bebê.

O contato positivo e amoroso com o recém-nascido é tão importante que, se o bebê é privado desse importante vínculo, se é rejeitado e não recebe carinho nem atenção, ele pode sofrer com diversos problemas físicos e emocionais, além de ter dificuldades de desenvolvimento. O contrário também acontece: o contato físico da mãe muitas vezes salva recém-nascidos prematuros e com baixo peso. Essa é a base do Método Mãe Canguru, criado em 1979 pelo médico colombiano Héctor Martinez e que nada mais é do que o contato "pele a pele" da mãe com seu bebê. Essa técnica, usada hoje no mundo todo, foi criada como solução alternativa e imediata para a superlotação das UTIs neonatais, onde não havia incubadoras suficientes, e mostrou-se mais eficaz do que os mais avançados tratamentos médicos.

Simples: não há nada melhor para um recém-nascido do que ficar peladinho, quentinho e protegido no colo de sua mãe, como se fosse um bebê canguru. Com o tempo, os médicos observaram que esse contato direto, além de facilitar as mamadas e aumentar o vínculo entre mãe e filho, estimula o desenvolvimento psicomotor e sensorial e a imunidade da criança.

O poder da massagem e sua influência positiva na vida das pessoas é um assunto que me fascina desde menina. À medida que fui estudando e me especializando, me apaixonei pela fisioterapia e mais especificamente pela drenagem linfática manual. O estudo da massagem nos mostra uma verdade que, inconscientemente, nós já sabemos, mas que é abafada na vida atual, na sociedade moderna: o poder revolucionário do toque, a linguagem do tato, que é fundamental para a sobrevivência humana, em todos os sentidos.

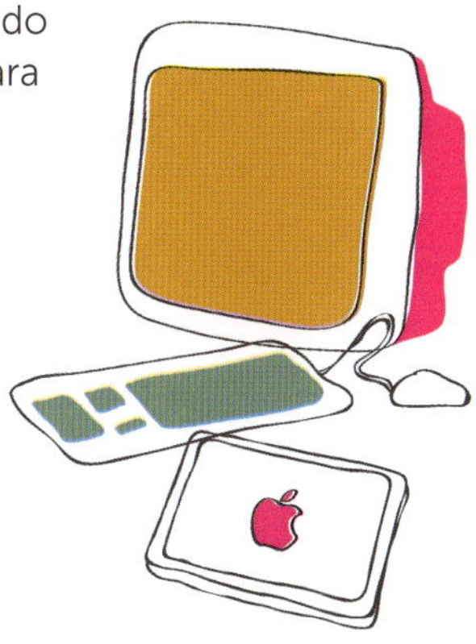

Hoje o sentido visual é o mais evidente e o mais valorizado na nossa sociedade. Vivemos conectados aos aparelhos de última geração, com os olhos grudados nas telas e os dedos digitando velozmente nos teclados. Mas esse toque digital e impessoal é diferente do toque afetivo e amoroso, que cura, anima e dá sentido à vida. Eu sou uma "viciada em Facebook", como muitos. É uma alegria e uma diversão, mas não podemos nos afastar das pessoas por causa das máquinas e nos esquecer do abraço de um amigo sincero, que é uma raridade no planeta.

O antropólogo britânico Ashley Montagu, autor de um livro maravilhoso, *Tocar: o significado humano da pele,* dizia que "onde o toque começa, ali o amor e a humanidade também começam". Montagu nos lembra da importância da pele, o maior órgão do corpo humano, que atinge 16% do peso corporal e tem ligação direta com o sistema nervoso; é um universo complexo que se comunica com o nosso interior e com o mundo externo. A pele é o nosso elo de contato com o meio, com a vida. Afinal, o corpo todo é recoberto pela pele, que funciona também como um órgão de defesa contra agentes infecciosos, além de ser uma poderosíssima matriz sensorial. Com seus milhares de sensores, receptores e terminações nervosas, a pele registra e informa variações de temperatura, de pressão e de toque. A pele sente, fala, ouve, ama, atrai. A pele nos orienta, nos guia. Afinal, tudo começou através dela e do toque. Já imaginou nosso corpo sem pele?

O contato amoroso dos pais, depois o aconchego da placenta materna. Estamos vivos por causa do poder transcendental do toque.

Segundo Ashley Montagu, "a linguagem dos sentidos, na qual podemos ser todos socializados, é capaz de ampliar nossa valorização do outro e do mundo em que vivemos, e de aprofundar nossa compreensão em relação a eles. Tocar é a principal dessas outras linguagens". O antropólogo e escritor sempre notou a qualidade singular da tatilidade feminina – há muito reconhecida por frases populares como "toque feminino" – e a importância do contato físico da mãe com o bebê.

Ao mesmo tempo, Ashley Montagu nota como o ser humano tem negligenciado a pele ao longo dos tempos: "Embora a pele tenha ocupado constantemente o primeiro plano da consciência humana, é estranho que tenha eliciado tão pouca atenção. Ela é o espelho do funcionamento de nosso organismo. Cor, textura, umidade, secura, e cada um de seus demais aspectos refletem nosso estado de ser psicológico e também fisiológico. Empalidecemos de medo e enrubescemos de vergonha, formigamos de excitação e adormecemos mediante um choque, a pele é espelho de nossas paixões e emoções".

"O SER HUMANO PODE PASSAR SUA VIDA TODA CEGO, SURDO E COMPLETAMENTE DESPROVIDO DOS SENTIDOS DO OLFATO E DO PALADAR, MAS NÃO PODERÁ SOBREVIVER DE MODO ALGUM SEM AS FUNÇÕES DESEMPENHADAS PELA PELE." **Ashley Montagu**

Eu sei que tocar é e sempre será a nossa grande guerra interior. Esse tecido que se encontra em contínua mudança é agente de uma grande transformação. Para termos uma ideia do grau dessa renovação, a cada quatro horas, aproximadamente, a pele forma duas novas camadas, e as células da pele caem a uma razão de mais de 1 milhão por hora! Essas células podem dividir-se centenas e milhares de vezes durante uma vida. Por isso a pele muda tão rápido, em questão de instantes, e também envelhece em poucos dias.

É preciso cuidar de sua pele com muito amor, tocá-la com carinho, nutri-la. Não adianta só passar creme hidratante, protetor solar e achar que isso basta.

A drenagem linfática oxigena e desintoxica o organismo, tira dores causadas pelo cansaço e dores musculares, retarda o envelhecimento e também é tudo de bom para levantar a autoestima, turbinar a disposição e trazer uma sensação de bem-estar, que nos faz viver com mais pique e energia.

Modela a gordura localizada, diminuindo medidas em todo o corpo. Rompe os nódulos de celulite, que impedem a circulação linfática e sanguínea e a oxigenação tecidual. Com isso, ativam-se as fibras de colágeno e elastina, favorecendo a nutrição dos tecidos e amenizando a flacidez, deixando a pele mais firme jovem e lisa. Quando você recebe uma drenagem linfática, sente que as toxinas do seu corpo estão sendo levadas para fora por meio de uma pressão firme, constante e eficiente. A drenagem modeladora só segue as vias linfáticas, bombeando os gânglios e conduzindo a linfa para o sangue, mas ela não tem nada de leve. É forte e incisiva, e nas primeiras sessões pode até provocar dores, por causa dos inchaços que precisam ser drenados e das gorduras localizadas que devem ser dissolvidas e modeladas.

O sistema linfático pode ser comparado ao sistema de esgoto de uma cidade: é como se ele fosse o saneamento básico do nosso corpo, enquanto a drenagem linfática nada mais é do que o desentupimento dos bueiros, que, nessa comparação, seriam os gânglios linfáticos. O objetivo é retirar toda a sujeira que acumulamos em nosso corpo no dia a dia – não há como não acumular toxinas com os altos índices de estresse, a alimentação inadequada e a falta de atividade física.

A drenagem funciona como um rodo que leva a linfa até os gânglios linfáticos para que nada fique pelo caminho, sem perder o contato com a pele. A paciente que recebe a drenagem se sente em uma faxina corporal revigorante, na qual seus líquidos excessivos, suas toxinas e gorduras são varridos para fora. A sensação é maravilhosa. Os dedos da terapeuta pressionam e deslizam sobre a pele com firmeza, como um rodo poderoso e embelezador.

Há melhora da circulação, da cicatrização dos tecidos e do funcionamento do intestino. Ela também ajuda na ativação do sistema imunológico e tem ação anti-inflamatória.

Por todos esses benefícios, é ótima para pessoas de todas as idades e é fortemente indicada para quem passa por um pós-operatório ou por alterações hormonais, como a menarca, a TPM, o climatério, a menopausa e mesmo a gravidez.

No rosto, o efeito da drenagem parece ainda mais imediato, porque ela suaviza marcas de expressão, atenua rugas e devolve a circulação saudável em pessoas com olheiras, pálidas e sem vida. Como não temos o hábito de exercitar e massagear a face – é sempre o corpo o mais trabalhado – o rosto se beneficia muito de uma drenagem frequente. Se já na primeira sessão o resultado é incrível, imagine depois de alguns meses... A drenagem promove um lifting manual instantâneo. E quando a drenagem facial é feita com uma reflexologia nos pés, o descanso do corpo todo é muito maior, e, consequentemente, o rosto fica muito mais relaxado.

Além de todos esses benefícios, a drenagem nos faz dormir como bebês. Verdade! Quando você recebe a drenagem, dorme tão bem que o sonho parece ser em 3D.

Drenagem é vida! Movimento é vida! Linfa é vida! Sangue é vida!

CARGA DE **ENERGIAS POSITIVAS**

No dia a dia de um spa, vemos pacientes que chegam com a expressão triste e abatida e depois de algumas sessões de drenagem linfática se transformam. É por isso que digo para todos que estão definhando de cansaço, com aquela nuvenzinha negra sobre a cabeça, a olheira no papo: vá se drenar! E com urgência!

Pare seu trabalho, seus compromissos e faça uma drenagem. Depois você volta para sua vida com muito mais ânimo e dedicação. Quando digo isso, incluo pessoas de todas as idades, já que a drenagem não tem indicação de faixa etária. De crianças a idosos, passando por adolescentes e gestantes, magros e gordos, todos se favorecem ao receber uma boa e bem conduzida drenagem linfática manual.

"Um espetáculo!" Assim dizia minha primeira paciente famosa, a querida amiga e grande cantora Simone. No dia seguinte em que fui entrevistada pelo Jô Soares em seu programa, com 11 pontos de audiência, Simone foi a primeira a me ligar: "Quero drenar agora, estou pegando o avião e indo para aí já". Eu disse: "Então venha!"

Ela me chamava de "torturadora-mor". Atendi Simone durante anos, mas quando parei de ir ao Rio ficou mais difícil para ela continuar as sessões comigo. Simone foi minha grande difusora no mundo artístico, devo muito respeito e agradecimento a ela. Mais uma queridíssima em minha vida.

Alguns dizem que a drenagem é melhor que um passe – mesmo que as duas coisas não possam ser comparadas, obviamente –, mas a verdade é que a drenagem linfática funciona como uma carga de energias positivas e uma descarga de energias negativas!

Limpar, filtrar, movimentar! O significado da palavra "drenar", segundo o *Dicionário eletrônico Houaiss da língua portuguesa,* mesmo que não esteja relacionado com a drenagem linfática, já é simbólico e explicativo por si só:

> **"Drenar**
> **1** fazer escoar água, secreções, líquidos de maneira geral de; escoar, esgotar.
> Ex.: *os engenheiros drenaram o terreno*
>
> **1.1** Rubrica: agricultura. Provocar o escoamento de excesso de água de (um terreno) por meio de um sistema de tubos colados uns aos outros, furados por cima e dispostos em inclinação"

Quando o terreno de uma casa é drenado, por exemplo, o excesso de água do solo é eliminado, evitando a infiltração e os estragos na estrutura da casa. Nas estradas, uma boa drenagem evita a formação de poças, lençóis de água e enxurradas.

No corpo humano, a relação é a mesma: é preciso fazer circular os líquidos e filtrar os excessos, para que tudo funcione bem. E as "canaletas" em questão são os vasos e troncos linfáticos, por onde são conduzidos os fluidos e líquidos do corpo.

Desobstruir os gânglios, prática que chamo de DG, é a atividade mais difícil para todos os profissionais que a realizam, porque, se não desobstruirmos os gânglios, nosso trabalho é perdido. É como a água que não escoa porque o ralo está entupido, ou como abrir uma torneira que tem a boca obstruída: a água não sai. É como, também, jogar a sujeira ou gordura em um ralo entupido da pia e depois ter de pegar o desentupidor e fazer a sujeira escoar. É por isso que também usamos no corpo um desentupidor de pia, que faz a pressão negativa e intrínseca nos gânglios linfáticos e possibilita o bombeamento e o desentupimento, igualzinho ao que acontece na pia da nossa casa. No meu site, www.hara.com.br, há um vídeo que mostra exatamente esse processo do desentupidor com a drenagem. Você pode fazer em casa, no banho, na cama, e o resultado é maravilhoso.

Ao contrário do sangue, que é impulsionado através dos vasos pela força do coração, o sistema linfático não é um sistema fechado e não tem uma bomba central. A linfa depende exclusivamente da ação de agentes externos para poder circular.

É mais ou menos assim:

• Quando você tem um carrão e abastece com gasolina adulterada, ele anda aos trancos e barrancos e uma hora o bicho acaba parando. Mas, se a gasolina está pura e é aditivada, qualquer "pois é" anda, meu bem! A linfa é o aditivo do sangue, que funciona da mesma forma que um aditivo para a gasolina do carro. Sem a linfa, nosso corpo não duraria 24 horas. A nossa circulação depende 100% dela.

• Imagine que há um monte de restos de alimentos na pia e que tudo vai ter de passar pelo ralinho, sem um triturador. Entope, concorda? Algo semelhante acontece dentro do nosso corpo: tanta comida ingerida tem de passar por 400 gangliozinhos linfáticos, que são do tamanho de uma amêndoa. Para evitar o acúmulo de toxinas, só drenando mesmo!

• Nas enchentes, os bueiros não dão conta de escoar a água porque estão cheios de lixo, entupidos. O mesmo ocorre no nosso organismo: os gânglios não conseguem drenar tanta toxina acumulada, causando uma "enchente" no nosso corpo, que é o edema. Depois do edema surge a

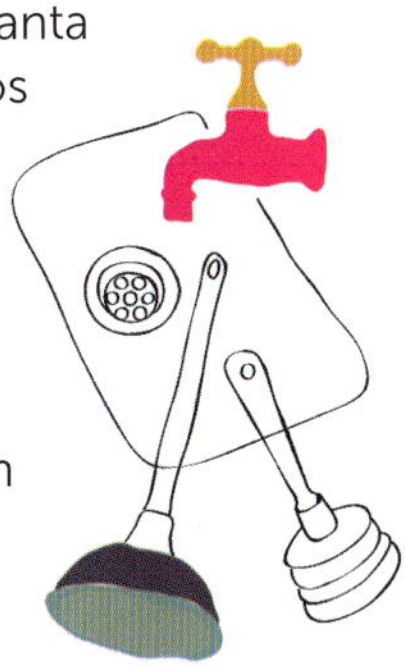

celulite, a gordura localizada, a retenção... O metabolismo fica lento e a cada dia que passa o processo vai piorando. Tem de se drenar antes de acontecer tudo isso!

No nosso organismo, a função principal da drenagem linfática é desbloquear esses líquidos que estão estagnados em determinadas regiões do corpo e que causam uma série de problemas; eles aparecem sob a forma de inchaços e gordurinhas localizadas. Essa massagem manual permite a plena fluidez desses líquidos orgânicos e traz ânimo e disposição para a pessoa massageada, além de uma pele mais lisa e macia.

A drenagem é fundamental porque atua mecanicamente em um sistema que já está lento e ineficaz. Ao permitir a plena fluidez dos líquidos orgânicos, colabora para a saúde de todos os órgãos, principalmente o coração e o cérebro. Essa é uma terapia completa e revigorante, que ajuda o corpo a eliminar toxinas e a nutrir e regenerar os tecidos, pois ao transportar e remover o líquido do edema de volta à circulação sanguínea, a drenagem descongestiona os gânglios e oxigena o organismo, trazendo saúde ao coração, ao cérebro e a todos os órgãos.

Os ganhos da drenagem e de toda massagem bem conduzida e bem feita já são comprovados por estudos científicos. Uma pesquisa recente feita na Universidade McMaster, no Canadá, demonstrou o mecanismo bioquímico pelo qual a massagem tem efeito terapêutico. O estudo foi publicado na revista médica americana *Science Translational Medicine* e analisou um grupo de onze voluntários que se exercitaram, receberam massagens e depois foram submetidos a biópsias nos músculos.

Os resultados mostraram que, depois de apenas dez minutos de massagem, vias de sinalização que respondem a estresses mecânicos foram ativadas. A massagem reduziu sinais de inflamação, e as células musculares massageadas produziram com mais eficiência "organelas" (pequenos órgãos dentro das células ligados à produção de energia). O resultado foi similar ao produzido por analgésicos. Depois do treinamento na academia, da corrida e de qualquer esporte, a massagem terapêutica ajuda a recuperar mais rapidamente os músculos que estão ressentidos, lesionados ou simplesmente doloridos. A drenagem elimina o ácido lático e, por consequência, a dor muscular.

Esse novo estudo traz um grande alento à área médica não só do Brasil como do mundo todo: hoje virou um problema de saúde pública o consumo exagerado de analgésicos e anti-inflamatórios, que são muitas vezes consumidos sem necessidade e indicação, causando efeitos colaterais e inclusive dependência. E tem outra coisa: o excesso de anti-inflamatórios, corticoides e antidepressivos favorece muito a retenção e o aumento do peso! Tenho pacientes que engordaram até 30 quilos por causa de antidepressivos.

JÁ A DRENAGEM LINFÁTICA NÃO CAUSA EFEITOS NEGATIVOS E TEM POUCAS CONTRAINDICAÇÕES.

Ela não é permitida, por exemplo, para quem tem trombose venosa profunda, porque existe o risco de ocorrer um deslocamento do trombo (coágulo de sangue), que provoca quadros graves. Também é desaconselhada em casos de febre, hemorragias, inflamações e infecções agudas. Em quadros de infecção, por vírus ou bactéria, ela deve ser evitada. Problemas como insuficiência cardíaca congestiva, filariose linfática – a doença em que os vasos linfáticos ficam extremamente inflamados –, dengue, H1N1 e gravidez de risco também são situações em que a drenagem não é consentida. O local do corpo que tiver herpes-zoster também não pode ser drenado. Edemas pulmonares também não podem, na região próxima ao pulmão. Já para as úlceras cutâneas, a drenagem é extremamente indicada. Se estiver internada, e com indicação médica, chame um profissional para lhe fazer drenagem todos os dias. Ela favorece muitíssimo sua melhora.

Mesmo para quem não tem esses problemas, a massagem é um santo remédio. Alivia a dor, desinflama, relaxa, melhora o humor, amacia a pele, desintoxica, embeleza. Para os atletas, aumenta o rendimento no treino. Enfim, só há vantagens e nenhuma complicação! O que você está esperando? Vá se drenar!

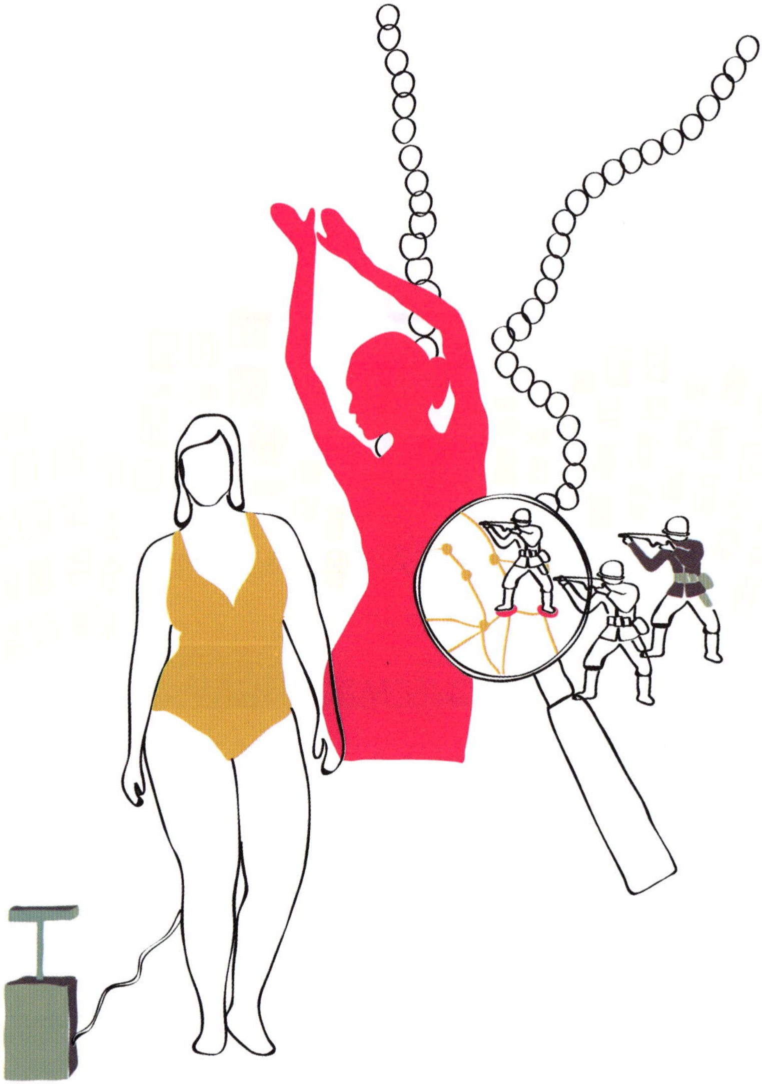

POR DENTRO DO **SISTEMA LINFÁTICO**

OS ANTICORPOS SÃO PRODUZIDOS PELO SISTEMA LINFÁTICO.
MAS POR MUITO TEMPO QUASE NINGUÉM SABIA DE SUA EXISTÊNCIA.
INCLUSIVE OS MÉDICOS.

As pessoas não costumam ter ideia da importância do sistema linfático porque por muito tempo ele foi tratado como um completo desconhecido, inclusive pela classe médica. Durante séculos, os médicos deram pouca atenção a esse sistema paralelo ao circulatório que trabalha em nosso corpo com uma rede vascular fabulosa. O sistema linfático possui um conjunto particular de capilares linfáticos, vasos coletores e troncos linfáticos. Fazem parte desse sistema os linfonodos (gânglios linfáticos), linfonodos satélites, troncos e capilares linfáticos – ambos servem para filtrar o líquido coletado pelos vasos sanguíneos – e também os órgãos linfoides, que incluem amígdalas, placas de Peyer, baço, timo e medula óssea – cada um com sua função, sendo uma das principais produzir a defesa do organismo, os linfócitos T, que removem bactérias, vírus e restos celulares do organismo. Não entrarei em detalhes sobre a função de cada órgão, mas acho interessante todos se informarem. Alguém já foi ao médico ver seu timo?

Como os vasos são muito finos e frágeis, nunca foram bem visualizados pelos anatomistas nos estudos de dissecação, o que dificultava ainda mais a compreensão desse complexo sistema.

Hoje, exames como a linfografia e a linfocintilografia, não invasivos e de fácil realização, cumprem o papel de estudar a anatomia, a função e as condições dos vasos linfáticos, especialmente no caso de doenças. Peça para seu médico um exame completo linfático. Inclua essa rotina em seus *checkups*, pois é importante.

Ao longo da história, as descobertas sobre o sistema linfático foram vagas e esparsas. O filósofo e médico grego Aristóteles (384-322 a.C.), discípulo de Platão, já falava da existência de vasos que continham um líquido incolor, e Hipócrates (460-377 a.C.), o médico mais importante da Antiguidade, mencionava a descoberta do "sangue branco", nome da linfa na medicina greco-latina.

Já a primeira descrição do sistema linfático é atribuída a Gaspar Asellius, de Milão, que foi professor de anatomia em Pavia de 1581 a 1626 e estudou os vasos linfáticos intestinais de um cachorro durante a digestão. Em 1647, o francês Jean Pecquet, estudante de medicina em Montpellier, descreveu o *Receptaculum chylii*, também do cão – estrutura denominada por muitos anos como cisterna de Pecquet em homenagem ao cientista, e atualmente chamada "cisterna do quilo", conforme a nomenclatura anatômica internacional. A cisterna do quilo, nome utilizado até hoje, é um grande saco coletor de sujeiras de gordura do corpo.

Em 1892, o cirurgião austríaco Winiwarter fez as primeiras manobras de drenagem nos gânglios com o objetivo de reabsorver os edemas. Mas o biólogo e terapeuta dinamarquês Emil Vodder, em 1932, é que foi o divisor de águas nessa história.

Vodder e sua esposa, Estrid, trabalhavam como terapeutas em Cannes, na Riviera Francesa, e intuitivamente começaram a massagear os gânglios inchados de seus pacientes gripados e com sinusite. Até então a manipulação dos gânglios era um tabu, evitada por médicos e terapeutas. Os resultados dessas primeiras drenagens foram excelentes e, em 1936, ele apresentou o seu método na exposição "Santé e Beauté", em Paris. A partir daí, outros médicos e terapeutas, como Leduc e Foldi, desenvolveram e aperfeiçoaram técnicas de drenagem linfática, e hoje essa prática é reconhecida pela medicina e utilizada por terapeutas no mundo todo.

O termo "massagem", segundo o *Dicionário eletrônico Houaiss da língua portuguesa*, significa "compressão metódica do corpo ou de partes do corpo, feita com as mãos ou instrumentos adequados, para cumprir finalidades terapêuticas e/ou estéticas". Já para a palavra "drenagem", o *iDicionário Aulete* dá a seguinte definição, entre outras: "Procedimento realizado, por vezes, com movimento das mãos e que visa a auxiliar o sistema linfático a escoar líquidos retidos no organismo (drenagem linfática manual)". O método que acredito ser o mais eficiente é uma combinação dessas duas técnicas, massagem e drenagem, para modelar e para drenar. Essa foi a solução que encontrei para resolver três dos maiores problemas: o edema (solucionado com a drenagem), a gordura e a celulite (dissolvidas com a massagem modeladora).

SISTEMA DE **PROTEÇÃO IMUNOLÓGICA**

Os anticorpos são produzidos pelo sistema linfático. É através desse sistema que nosso corpo produz e transporta os glóbulos brancos, os agentes de defesa de nosso organismo. Os órgãos, dutos, tecidos e vasos linfáticos produzem e transportam o fluido linfático (a linfa), um líquido claro, lento, silencioso e esbranquiçado que, como o sangue, tem função primordial no nosso corpo. É semelhante ao plasma sanguíneo: consiste de água, eletrólitos e quantidades variáveis de proteínas plasmáticas que escaparam do sangue através dos capilares sanguíneos. Mas a linfa não possui células sanguíneas. São entre 2 e 4 litros de linfa escoando pelo organismo.

Quando ocorre obstrução dos vasos linfáticos, a linfa se acumula formando edema, que é justamente o acúmulo de líquido nos tecidos. Em condições normais, cerca de 90% do líquido filtrado no capilar sanguíneo é absorvido por ele mesmo, enquanto 10% vai por via linfática.

Os capilares linfáticos constituem o início do sistema linfático vascular. Eles encontram-se presentes em todo o organismo, com exceção da substância óssea, de cartilagens, anexos cutâneos e do sistema nervoso central (cérebro, medula espinhal etc.). Com formato de dedo de luva, os capilares linfáticos encontram-se interligados e formam uma espécie de rede tubular.

Toda essa rede é um sistema de mão única, pois somente retorna o líquido intersticial para a corrente circulatória e dessa forma previne a formação de edemas. Quando a linfa está estagnada, é preciso intervir manualmente. É aí que entra a drenagem linfática manual, perfeita para manter a saúde e evitar doenças.

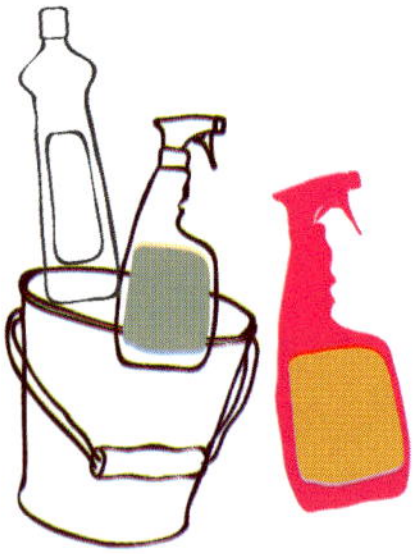

UM **IMPORTANTÍSSIMO** GARI

Todo o nosso organismo é muitíssimo irrigado por vasos linfáticos, que se ramificam em todos os nossos órgãos. Uma imagem que ilustra bem o tipo de ocupação dos vasos linfáticos no corpo é o de

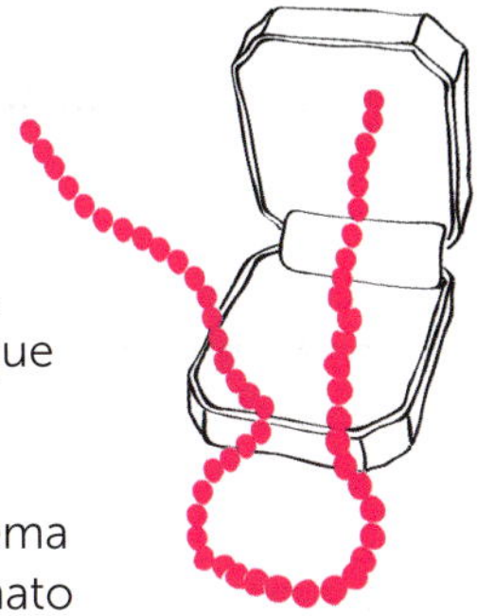

uma trepadeira em um muro, que vai se alastrando e cobrindo todo o espaço que puder ocupar, até espalhar-se por todo o muro. Os vasos linfáticos têm forma semelhante, e têm a função de drenar o excesso de líquido que sai do sangue e banha as células.

Outra imagem que nos ajuda a entender esse sistema é a de um colar de pérolas, que tem um formato semelhante à anatomia do sistema linfático. Temos em torno de 400 "pérolas" grandes espalhadas pelo nosso corpo, os linfonodos, e aproximadamente 160 deles estão em nosso pescoço. Podemos dizer que essas estruturas têm a função de garis, pois são os grandes trituradores de sujeira de nosso organismo.

Essas grandes "pérolas" filtram a linfa, formando barreiras contra toxinas, bactérias e vírus, e depuram o líquido linfático. Também são as responsáveis por criar os anticorpos em nosso organismo.

Esses processos são importantíssimos para o sistema imunológico, porque colaboram com os glóbulos brancos na função de proteger o organismo contra bactérias e vírus invasores. O sistema linfático é a rede de proteção de nosso corpo e também de limpeza, pois, como um gari, varre todas as impurezas da pele, dos órgãos e do sangue.

Também podemos comparar o sistema linfático com o sistema de trânsito de uma grande cidade. Do mesmo jeito que as ambulâncias têm prioridade no tráfego e usam os corredores de ônibus para chegar mais rápido ao seu destino, as células de defesa, entre elas os linfócitos, usam o sistema linfático para seu transporte e suas operações contra infecções.

Na verdade, o sistema linfático tem três funções principais que se relacionam entre si:

- a primeira é a eliminação de toxinas provenientes de todos os órgãos de nosso corpo e do sistema sanguíneo, pelas vias de excreção (fezes, suor e urina);

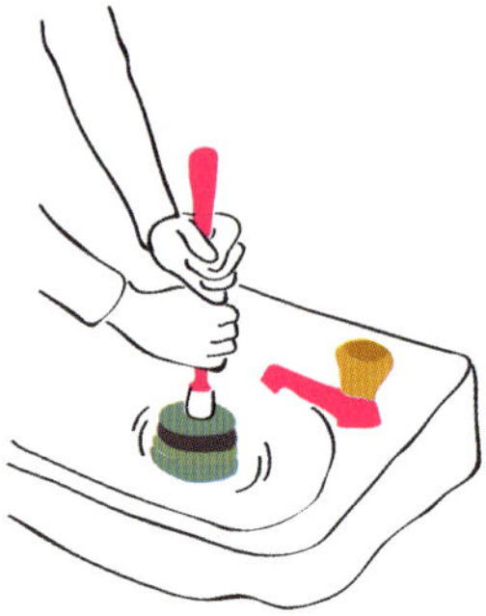

- a segunda é a absorção dos ácidos graxos, da gordura ingerida e sua excreção, promovendo a manutenção do meio extracelular;

- a terceira é a produção de células imunes, as células de defesa, como os linfócitos T, que são importantes para a defesa de todo o nosso organismo, ou seja, nossos "soldados".

Normalmente, os vasos linfáticos servem para escoar uma série de detritos dos tecidos, principalmente bactérias e restos celulares; depois de certo trajeto, esses vasos desembocam num emaranhado de vasos que formam um pequeno novelo que serve como "filtro" da linfa e de tudo o que é trazido pelos vasos linfáticos.

Esses filtros, os linfonodos (ou gânglios linfáticos), estão espalhados pelo corpo todo. Pequenos, do tamanho de uma pérola ou de uma amêndoa, eles se acumulam principalmente nas regiões do pescoço, das axilas, do peito, do abdômen, da virilha e da fossa poplítea, área que fica atrás dos joelhos.

Uma drenagem feita de forma errada pode romper o linfonodo ou suas valvas, o que é fatal se não for feita uma cirurgia a tempo. Por isso, ressalto a importância de fazer a drenagem somente com profissionais capacitados e experientes.

Quando estamos com a garganta inflamada, por exemplo, as bactérias que penetraram pelos vasos linfáticos são destruídas pelos gânglios linfáticos do pescoço, que, nessa fase, apresentam-se inchados e doloridos.

É sempre positiva a reação quando a paciente sente dores nos gânglios, sinal de que estão cumprindo sua função. É dessa forma que eles "avisam" sobre algum agente agressor em seu corpo, e esse é o caso de procurar um médico. O sistema é sábio e avisa o perigo para não gerar danos maiores. Por isso, a qualquer sinal de dor e alteração em seu corpo, procure um médico. Não pense duas vezes, e assim você pode evitar o pior.

É dessa forma que é feito o extermínio dos micro-organismos invasores. Os nossos quatrocentos linfonodos ou gânglios linfáticos espalhados pelo corpo conseguem filtrar toda a sujeira que ingerimos e acumulamos no organismo, mesmo sendo pequenos como são, do tamanhozinho de uma pérola, uma amêndoa ou um grão de feijão. Essa é uma das maravilhas do sistema linfático!

Como você deve se lembrar, os linfonodos funcionam como o ralo de uma pia suja e entupida: tudo o que a gente ingere de toxina tem que passar por essas amendoazinhas, e é nelas que ocorre o processamento, a filtragem e o envio dessas toxinas para os meios de excreção, que são fezes, suor e urina.

São centenas de amêndoas no corpo para processar toda a sujeira que a gente ingere. Parece impossível e praticamente é, se levarmos em conta o estilo de vida que temos hoje. No passado não havia tanto estresse, nem havia agrotóxicos, hormônios sintéticos, venenos. Não tínhamos celulares, micro-ondas, computadores. Os seres humanos plantavam, colhiam, caçavam e pescavam, e assim se movimentavam o tempo todo. Os alimentos não continham substâncias tóxicas ou artificiais, assim, a quantidade de toxinas absorvidas pelo corpo era bem menor.

COMO UM **TSUNAMI NO SEU CORPO**

Nós inchamos quando a capacidade de processamento e filtragem do sistema é limitada. O sistema dá o alarme: 'isso eu não vou processar' e manda para o interstício, que é o espaço entre as células que contém uma grande quantidade de líquido.

Um sexto do nosso corpo é composto de interstício, esse território repleto de feixes de fibra de colágeno e vesículas de líquido livre, sob a forma de riachos. Quando há obstrução na circulação linfática e o líquido se acumula no interstício, surge então o edema, que é o popular "inchaço".

É aí que entra a função da drenagem, que é desbloquear líquidos do organismo que estão estagnados em determinadas regiões do corpo.

A drenagem linfática cuida e trata do edema, do linfedema e do lipedema. O edema é o inchaço em si, o linfedema é uma complicação maior que o edema, que causa sensação crônica de peso e aumento de volume, e o lipedema é o acúmulo anormal de gordura sob a pele. O lipedema é visivelmente detectado quando há excesso de gordura nos braços e nas pernas enquanto a canela e o punho são fininhos. Já o linfedema é exatamente o contrário: pés, mãos e dedos incham, ficando do tamanho do joelho ou do cotovelo.

O surgimento de linfedemas pode ser um sintoma de filariose linfática, a famosa elefantíase. Os pelos caem e ocorre limitação dos movimentos. Fique atenta aos pequenos sinais e procure imediatamente um médico, pois se a doença for tratada no início, a chance de cura é bem maior.

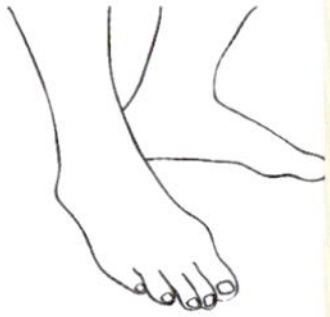

DICA: não ande descalça em qualquer lugar, principalmente em vestiários, porque se você tiver um "microcortinho" no pé, pode pegar uma bactéria que destrói seu sistema linfático.

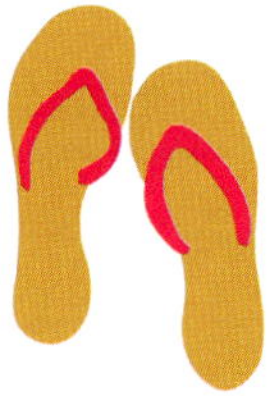

TUDO O QUE EU TOCO
OU DE QUE ME APROXIMO
PROSPERA E SE ENCHE DE VIDA.
PENSE E AJA DESSA MANEIRA!

COMO SABER **SE VOCÊ TEM EDEMA**?

O inchaço é sentido enquanto você toca a pele. O dedo afunda, você sente o tecido inchado e a pele mole, cheia de água. Isso acontece em qualquer parte do corpo. Pode ser pé, barriga, papada, estômago, mão, rosto. Quando você dá um toquinho na pele e solta rapidamente, se estiver com retenção, irá perceber que, quando tira o dedo, uma onda "tsunami" corre por todo o seu corpo. Faça o teste na sua barriga: se estiver muito inchada, até o seu seio irá chacoalhar.

A FUNÇÃO **DO BAÇO**

Outra estrutura, além dos gânglios linfáticos, que desempenha importante papel no sistema linfático é o baço, localizado na parte superior esquerda do abdômen. O baço contém linfócitos e "varre" as células velhas para fora do sangue, funcionando como um filtro.

Além desse órgão, o sistema linfático é composto pelo timo, importante glândula que responde pela maturação dos linfócitos (os soldadinhos que protegem o corpo). Os linfócitos produzidos pelo sistema linfático têm uma das funções mais importantes do organismo no combate de infecções e para se defender das células cancerígenas. O linfoma, o câncer do sistema linfático, surge quando os linfócitos agrupados nos gânglios linfáticos começam a se multiplicar e crescer de forma desordenada. O excesso de produção desse tecido gera a doença, que pode se espalhar para outras partes do corpo através do sistema linfático ou do sangue. Com o sistema de defesa natural comprometido, o paciente acaba ficando mais vulnerável. Ainda que estejam em evidência na mídia, os cânceres das células do sistema linfático permanecem desconhecidos por 70% da população brasileira. Segundo dados do Instituto Nacional do Câncer (Inca), a cada ano são diagnosticados 10 mil novos casos no Brasil.

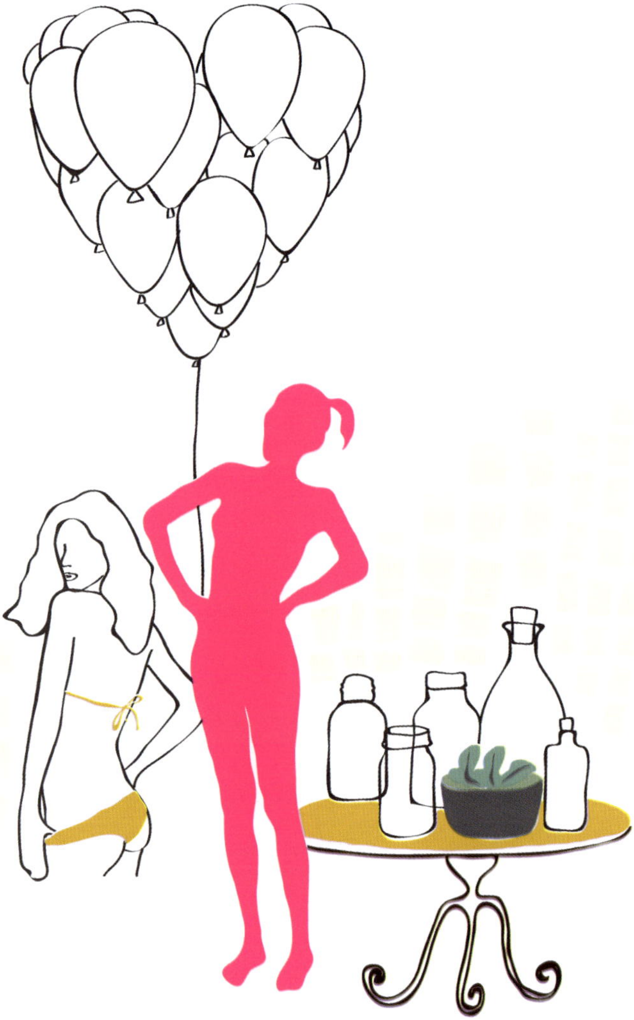

HIPÓCRATES E A MEDICINA **HOLÍSTICA**

MASSAGEM. MEDITAÇÃO. ALIMENTAÇÃO SAUDÁVEL. ESSES TERMOS PARECEM MODERNOS PARA VOCÊ? UM FAMOSO GREGO JÁ DEFENDIA ESSAS IDEIAS CENTENAS DE ANOS ATRÁS.

Hipócrates (460-377 a.C.) foi um dos nomes mais importantes da medicina, o grande inspirador dos tratamentos holísticos, já que ele acreditava, desde aquela época, que o ser humano era influenciado não só pela saúde do corpo, como também pela saúde da mente e do espírito.

NA OPINIÃO DE HIPÓCRATES, SOMOS UM TODO EM QUE VÁRIAS PARTES SE INTERCOMPÕEM E SE INTER-RELACIONAM.

Assim, emoções, pensamentos e ações podem fazer de uma pessoa um ser humano com saúde ou não. E a alimentação equilibrada, ele dizia, também é fundamental para uma existência saudável e feliz.

Esse médico, que repudiava os tratamentos baseados na feitiçaria e na bruxaria, era um defensor dos exercícios, das caminhadas e da movimentação natural para o corpo são.

Enfim, Hipócrates estava muito à frente de sua época e foi repudiado por várias correntes da medicina antiga, até ser reverenciado como o criador do primeiro modelo de cura estudado cientificamente no Ocidente, a medicina holística ou integralista.

Bom, o resto é história, muita história. Mas é importante registrá-la e conhecê-la. Hoje voltamos a valorizar a medicina holística e as práticas defendidas por Hipócrates. Ele, que foi considerado louco, defendia a massagem, a meditação e a alimentação saudável: "Que a comida seja teu alimento e o alimento tua medicina". Hipócrates dizia isso e concordo plenamente. E digo mais: que a drenagem linfática também seja o seu bálsamo de cura, a sua beleza e a sua medicina interior.

Atualmente a medicina hipocrática vem sendo resgatada com as terapias holísticas. É uma filosofia na qual acredito, em que se estuda e se cura o doente, não a doença; em que se vê a pessoa como um todo, e não como um órgão estanque: um coração, um útero ou um estômago. Além de frisar a importância da alimentação integral, Hipócrates também acreditava na cura com as mãos e na prática da massagem. Em um de seus escritos, ele declarou: "É acreditado por doutores experientes que o calor que escoa pelas mãos, ao ser aplicado ao doente, é altamente saudável".

Hipócrates também fazia outros registros da importância do toque: "Tem aparecido frequentemente, enquanto acalmo meus pacientes, como se houvesse uma propriedade singular em minhas mãos de puxar e tirar das áreas afetadas dores e impurezas diversas, colocando minhas mãos no local e estendendo meus dedos. Assim é de conhecimento de alguns instruídos que a saúde pode ser implantada no doente através de certos gestos, e através de contato, como algumas doenças podem ser transmitidas de um para outro".

Esse é o princípio do toque, da massagem, da troca de energia. Quando estamos acamados, desanimados, sem força, sem apetite, com dor, a visita do médico é tudo o que o paciente tem no dia, é tudo o que espera. Se o médico tocar seu paciente com amor, com atenção, sem pressa e sem pensar em cifrões ou na quantia que o plano de saúde está pagando, o paciente sentirá um alívio imediato, e a prosperidade e cura poderão vir para ambos, médico e paciente.

Não custa nada para o médico fazer um favor, às vezes, para seus pacientes, sem ter que cobrar uma fortuna, uma vez que a pessoa já está doente e fica mais doente ainda quando chega a conta do hospital ou do médico. É muito injusto que a medicina seja vista como uma negociação, é preciso ver além dela, para o seu lado humano. Alguns médicos têm agido como certos jogadores de futebol: acabou o amor pela profissão, ficou apenas o amor pelo dinheiro.

"NÃO EXISTE UM CAMINHO PARA A FELICIDADE. A FELICIDADE É O CAMINHO." **Mahatma Gandhi**

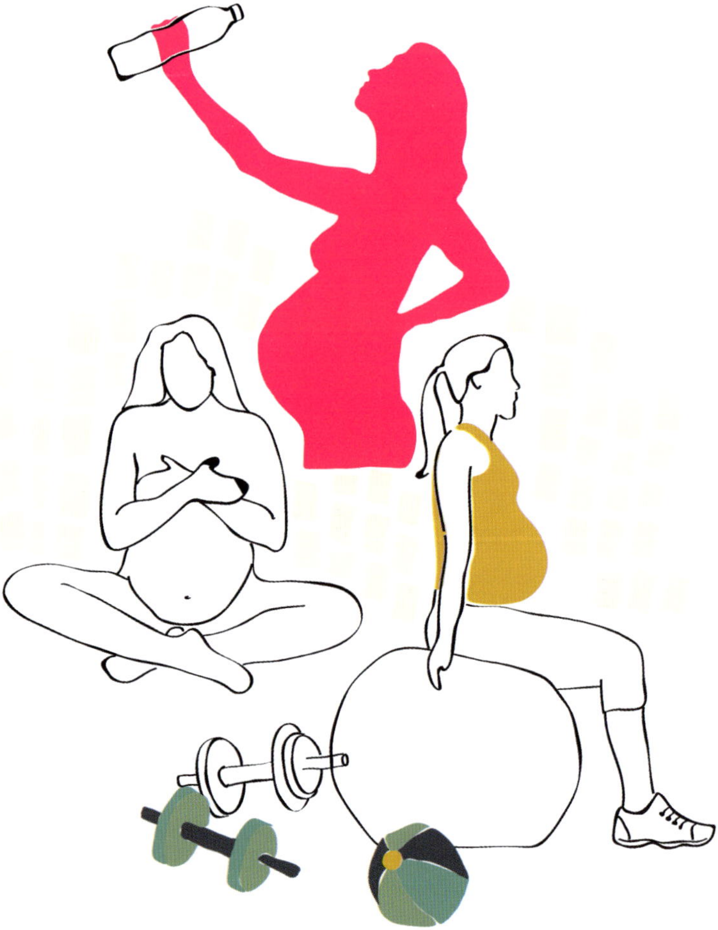

GRAVIDEZ E **DRENAGEM LINFÁTICA**

DR. EMERSON CORDTS

UM IMPORTANTE MÉDICO EXPLICA OS BENEFÍCIOS DA DRENAGEM LINFÁTICA DURANTE A GRAVIDEZ. E MOSTRA QUE A PRÁTICA NÃO É LUXO. É UMA NECESSIDADE PARA A GRÁVIDA FICAR SAUDÁVEL.

O Dr. Emerson Barchi Cordts, diretor da clínica Embryo Genesis Reprodução Humana e obstetra do Hospital São Luiz, é um médico brilhante e reconhecido na área de reprodução assistida – e também um grande amigo. Decidi conversar com ele para poder explicar melhor para você a importância da drenagem linfática durante a gravidez, essa fase tão especial da vida de uma mulher. O Emerson é um entusiasta da drenagem e recomenda pessoalmente para as suas pacientes, porque acredita que o ganho de bem-estar e saúde para as grávidas, em qualquer fase da gestação, é muito grande. Veja a seguir o que ele tem a dizer sobre o assunto.

A GRAVIDEZ É UM TURBILHÃO HORMONAL

O conceito da drenagem na gestação é relativamente recente, envolve esse entendimento de que a gestação é uma fase natural na vida da mulher, não é uma doença. A gestação vai significar uma mudança no corpo da mulher em vários aspectos, alterações físicas e emocionais. Ela vai engordar, vai inchar, ela vai se olhar no espelho a cada dia e dizer "nossa, socorro, o que está acontecendo comigo?".

Todo esse turbilhão hormonal, com mil e uma alterações, deixa a paciente mais sensível, mais irritada, às vezes um pouco nervosa. Fora isso, durante a gestação, à medida que o abdômen vai crescendo, ela vai tendo uma mudança do epicentro de equilíbrio da coluna, com possíveis dores lombares e desconforto no seu aparelho locomotor. Então eu recomendo, além do conceito do pouco ganho de peso e de uma alimentação de qualidade, atividades físicas controladas.

São dois tipos de atividade: a ativa, que pode ser natação, hidroginástica, caminhada, ioga e até musculação, mas sempre supervisionada; e a passiva, que abrange a drenagem linfática. À medida que a gravidez vai se desenvolvendo, o organismo aumenta muito a vascularização, principalmente na região pélvica. Isso faz com que haja uma dificuldade de retorno venoso e tendência a inchar. A drenagem é ótima desde o início da gestação, para evitar esses inchaços e fazer a gestante se sentir bem, com energia e bonita.

A PREVENÇÃO É BEM MELHOR

É importante para a grávida no começo da gestação saber que drenagem não tem apenas a função de diminuir o inchaço. Na verdade, a drenagem trabalha antes de o problema acontecer, profilaticamente, estimulando o sistema circulatório a trabalhar durante toda a gestação de maneira mais efetiva. E quanto mais a circulação trabalhar efetivamente, menos problemas podem ocorrer, mais prevenida a gestante vai estar.

Para uma grávida com 36 semanas de gestação, hipertensa e inchada, que engordou 18 kg, e começa a fazer drenagem, o tratamento vai trazer benefícios, sim, mas vai ajudá-la muito menos do que se ela fizesse drenagem durante toda a gestação. Seria apenas terapêutico, um alívio, mas o ideal é que a gestante evite esse problema desde o início.

DRENAGEM NÃO É UM LUXO

Os cuidados com o bem-estar não podem ser encarados como luxo. Eu falo para todas as pacientes: a grávida tem que aprender que vai ficar uma, duas, no máximo três vezes grávida durante toda a sua vida. Hoje, a taxa de fecundidade no Brasil é de 1,7 filho por mulher, mais baixa que nos Estados Unidos, que é de 2,2 filhos. Então ela não precisa parar de trabalhar, mas tem que se cuidar mais, privilegiar esse momento. É supersaudável quando a gestante trabalha, mas reserva uma ou duas horas do dia para se cuidar, para fazer a drenagem. É muito melhor ver uma grávida saudável, porque tudo vai bem para ela, o parto normal é mais fácil e o pós-parto também. As gestantes têm de entender essa nova identidade corporal, se gostar e se cuidar mais nessa fase.

O METABOLISMO MUDA NA GRAVIDEZ TARDIA

O que eu preconizo é que a drenagem linfática deve ser feita, durante o primeiro trimestre, pelo menos uma vez por semana; durante o segundo trimestre, duas vezes por semana; e no terceiro trimestre deve ser feita pelo menos três vezes por semana. Claro que algumas não vão precisar tanto, especialmente as que engordaram pouco, mas partindo do princípio de que a grande maioria das gestantes engorda entre 12 e 15 quilos durante a gravidez, é importante, sim, drenar.

Essa massagem vai aliviar os inchaços, ativar a circulação – que fica deficiente na gravidez – e desintoxicar a pele. Hoje a gente trabalha com uma gestante cada vez mais, no termo conceitual da palavra, "idosa". É estranho falar "gestante idosa", e as minhas pacientes ficam bravas comigo, mas a verdade é que o corpo da mulher foi feito para engravidar até os 35 anos, geralmente. A realidade mostra que muitas decidem engravidar entre os 35 e 40 anos, fase em que vão encontrar um metabolismo corporal diferente, mais lento e que tende a responder com mais ganho de peso, inchaços e outros problemas de saúde.

A MELHOR ATIVIDADE FÍSICA

A orientação nutricional é importantíssima na gravidez. Eu pego no pé delas, que reclamam, mas é preciso seguir à risca a dieta e procurar ser espartana durante a semana – no fim de semana dá para relaxar um pouco, pois ninguém é de ferro...

Hoje, há uma série de trabalhos mostrando que a gestante que engorda mais de 15 quilos já está predispondo seu bebê a ser uma criança e um adulto obesos, porque ao engordar demais a mãe aumenta o número de células adiposas no corpo, o que aumenta o risco de que a criança tenha um "carimbinho" que é a tendência à obesidade.

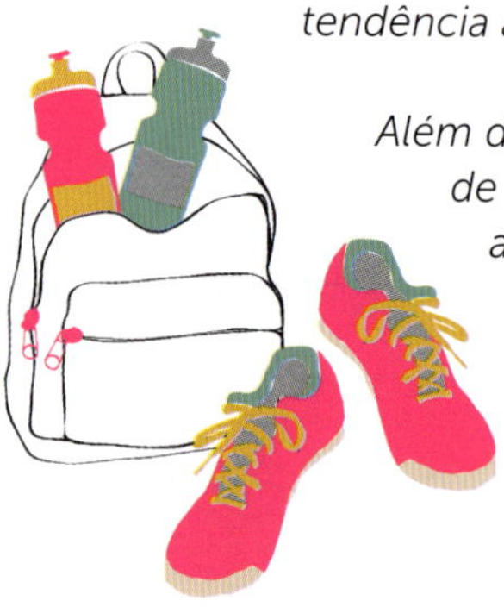

Além disso, a gestante mais pesada amplia sua chance de ter hipertensão e diabetes gestacional, e até de antecipar o parto. Com mais peso, ela também vai ficar inchada, com dor lombar, pode ter refluxo e inevitavelmente vão aparecer celulite e estrias, coisas difíceis de eliminar depois. Faço minhas pacientes passarem pelo avaliador físico para ter uma

orientação da atividade física mais indicada. É muito bom fazer natação ou hidroginástica, porque a água tira 30% do impacto do peso. A atividade aeróbica e sem impacto é a ideal. Pode ser caminhada, ioga, pilates, até musculação. Mas o mais importante é que a atividade tenha orientação. Correr eu nunca recomendo, nem spinning, step, *exercícios desse tipo, porque o impacto pode ser prejudicial. Também só libero a paciente grávida para correr durante o primeiro e o segundo trimestres, e só quando ela é atleta, faz triátlon e tem o organismo acostumado a correr mais de 10 quilômetros por dia. Ainda assim, só nos primeiros meses.*

A DRENAGEM É A PAUSA RELAXANTE DA GRÁVIDA

As vantagens da drenagem são muitas. A drenagem ameniza bastante a retenção hídrica e melhora a circulação sanguínea da mãe e do bebê, favorece o sono e a locomoção, alivia as dores e o cansaço nas pernas, aumenta a disposição, evita ganho de gordura localizada e celulite, diminui a estase venosa, tira a dor pélvica e na virilha – que é uma queixa comum das grávidas –, melhora toda a oxigenação do corpo da gestante e do bebê.

Não recomendo drenar o abdômen, prefiro evitar. Há muitos benefícios em uma sessão de drenagem linfática bem feita e bem conduzida. Além do ganho físico, de saúde, há a questão emocional. É o momento em que a grávida está cuidando dela, porque hoje é muito comum a paciente trabalhar muito e passar sua gestação cansada. Ela é muito exigida no seu dia a dia e precisa de um momento para relaxar em um lugar tranquilo e preparado.

Sei da correria em São Paulo e do trânsito terrível, mas acho que vale a pena sair de casa para fazer a drenagem: em casa, com todas as interferências, fica difícil. A mulher não vai conseguir se desligar porque o marido vai ligar, a empregada vai interromper, tem sempre alguém que vai atrapalhar, o clima também não ajuda. Então quando você está em um ambiente em que tudo favorece, onde não será interrompida, tem uma musiquinha calma, que tira você da correria do dia a dia, isso é ótimo. Tanto para a paciente em tratamento para engravidar como para a grávida.

NO PÓS-PARTO A DRENAGEM TAMBÉM É VITAL

Hoje as principais maternidades de São Paulo, como São Luiz, Einstein e Pro Matre, têm terapeutas para fazer drenagem no pós-parto, que ajuda a fazer toda a redistribuição de líquidos, muito importante nessa fase, pois evita inchaços e ativa o sistema circulatório, o que diminui também o risco de trombose.

QUEM QUER ENGRAVIDAR DEVE DRENAR E RELAXAR

A drenagem também ajuda muito a mulher que quer engravidar e está fazendo tratamento: é um momento de relaxamento para ela. A paciente está lá, deitada, relaxada, em um ambiente extra-habitual, todo preparado para ela, e tudo isso faz diferença. As mulheres em tratamento ficam sob indução da ovulação e com sobrecarga hormonal, e essas medicações aumentam a retenção hídrica, que se traduz em mais inchaço. Por isso é muito importante a drenagem nesse momento.

Dentro do meu entendimento do bem-estar físico da paciente, eu recomendo a drenagem. Como médico, a gente precisa ser mais holístico, principalmente no tratamento da reprodução humana, que envolve tantos fatores. O médico tem que olhar o organismo como um todo, e a drenagem faz parte disso.

A gente já sabe, por exemplo, que a acupuntura trabalha a estimulação do sistema imunológico, e isso já resulta positivamente no tratamento da fertilização in vitro (FIV). Tudo o que for feito para favorecer o relaxamento, o bem-estar da paciente em tratamento de FIV será positivo. Quanto mais zen ela estiver, melhor. Pode ser terapia, acupuntura, drenagem linfática. Por exemplo, fazer uma sessão de massagem antes da transferência de embrião é fantástico, porque está provado cientificamente que a tensão do organismo estimula a liberação de substâncias inflamatórias e isso leva à ação contrátil do útero. Eu tenho que colocar o embrião no útero nesse momento, portanto, quanto mais relaxado esse útero estiver, mais receptivo ao embrião ele vai ser: pode ser um embrião ótimo, mas se o útero não estiver receptivo a paciente não vai engravidar.

EVITE O MICRO-ONDAS PARA SEU BEBÊ

Eu não uso micro-ondas de forma alguma. Nunca use para seu bebê. Estudos mostram que, além de destruir os nutrientes dos alimentos, o micro-ondas pode transformá-los em carcinogênicos, isto é, em substâncias que causam câncer. Os minerais das verduras aquecidas em micro-ondas são alterados e se transformam em radicais livres cancerígenos.

Também há várias pesquisas internacionais que dizem que o organismo humano não é capaz de metabolizar os subprodutos, ainda desconhecidos, criados em alimentos aquecidos no micro-ondas. Segundo esses estudos, comer frequentemente alimentos aquecidos em micro-ondas pode causar, em longo prazo, danos cerebrais permanentes, por conta do encurtamento dos impulsos elétricos no cérebro. Também se fala do risco de câncer no intestino e no estômago e das deficiências no sistema imunológico por conta de alterações na linfa e no sangue.

Por essas e por muitas outras razões, é melhor evitar o uso do micro-ondas. Ainda mais para um bebê, que vai precisar do melhor e mais puro alimento para se desenvolver e crescer com saúde, igualzinho a uma semente que precisa de terra boa e água pura para brotar.

Por opção e por falta de tempo, dediquei minha vida inteirinha ao trabalho, *full time*, portanto nunca quis ter filhos. Como, durmo, penso, vivo intensamente meu trabalho. Agora vou revelar um segredo que ninguém sabe. Quando meu ginecologista disse que eu tinha uma última chance de ter filho antes de entrar completamente na menopausa, eu achei melhor tentar para não me arrepender depois. Fiz duas provetas com um embrião saudável, mas perdi devido a uma infecção urinária. Nunca mais menstruei novamente, mas não fiquei com o remorso de não ter tentado nem triste por não ter conseguido. Fiquei feliz por ter tentado e sou muito feliz! Só comento este assunto particular para citar a minha própria experiência como exemplo: se você realmente deseja ser mãe, não espere muito. Por mais que a ciência esteja avançada, o corpo humano continua o mesmo.

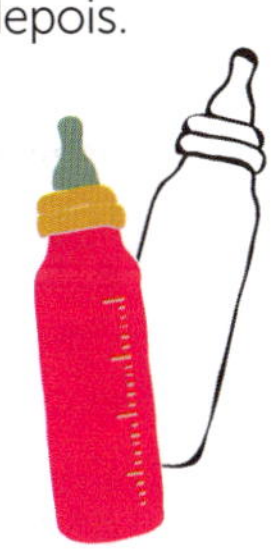

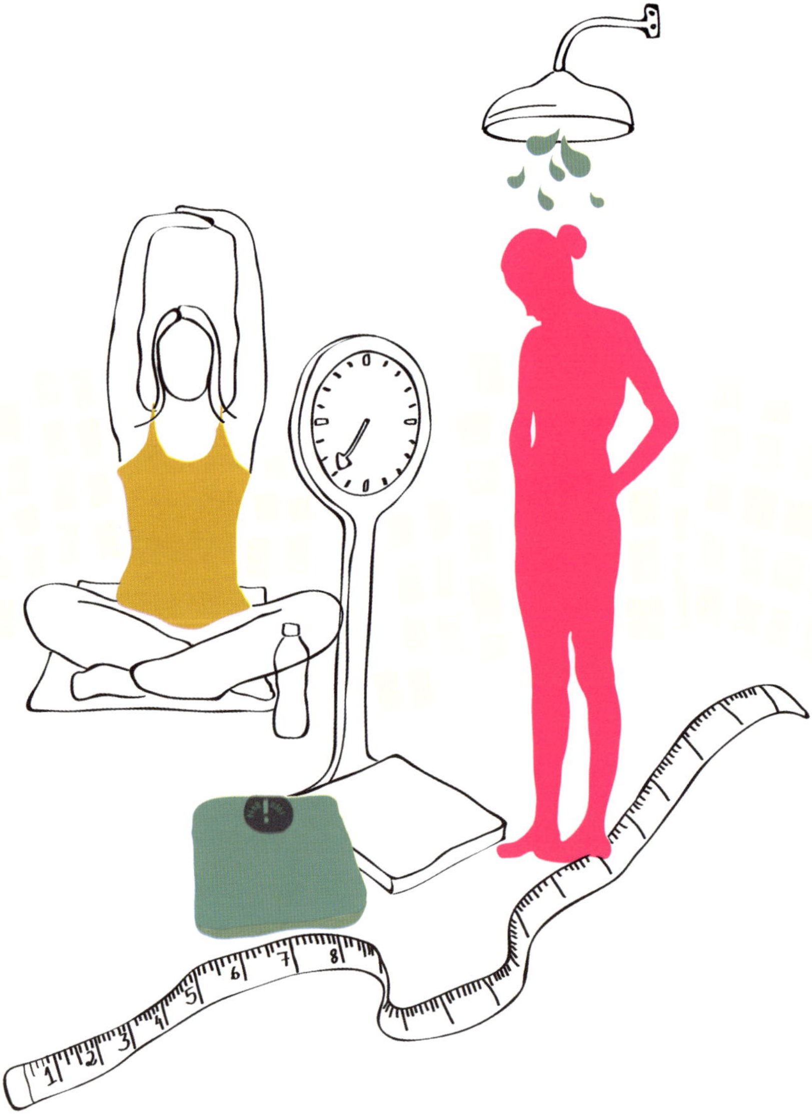

CRIE
NOVOS HÁBITOS

NOVAS ATITUDES EM SUA VIDA PODEM TRAZER BENEFÍCIOS INIMAGINÁVEIS PARA O SEU BEM-ESTAR. POR QUE NÃO COMEÇAR AGORA?

Problemas como a celulite, que acometem nove entre dez mulheres, são resolvidos com sessões constantes e contínuas de drenagem linfática. E, claro, também com uma mudança de estilo de vida, que deverá incluir alimentação equilibrada e saudável, exercícios físicos e um jeito mais leve de encarar a vida. São novos hábitos, que você pode criar a partir de agora. Basta querer!

Se você já é uma pessoa indisciplinada, que come e bebe sem dó e, além disso, também é sedentária, aí sim tem mais obrigação do que qualquer ser humano de se drenar. A drenagem vai ajudar você a eliminar todas as toxinas que ingere.

Não há receita única e exclusiva para viver melhor e se sentir bem, com energia e vitalidade. É preciso juntar uma série de hábitos positivos e também aprender a se aceitar, a gostar de si mesma. Isso eu digo para minhas pacientes que reclamam do excesso de peso.

Eu também estou há alguns anos uns 10 quilos acima do meu peso ideal, lutando para emagrecer, e por mais que faça dieta e exercícios, nunca mais serei uma mulher magra, daquelas que têm "saboneteiras" salientes e barriga tanquinho. Devo este conteúdo aos meus genes, à minha querida herança familiar e a minha menopausa precoce, com 37 anos de idade, após a perda da minha mãe.

Mas já fui magra até meus 30 e poucos anos; depois, pelo estresse e por uma série de problemas hormonais, engordei. Após o climatério, em um belo dia acordei e percebi que estava 15 quilos mais gorda. Olhei no espelho e não me reconheci, entrei em desespero.

Reduzi as calorias ingeridas, aumentei o exercício físico e comecei a drenar durante duas horas seguidas com *six hands*, que é um dos métodos mais eficientes para quem quer correr contra o tempo. Afinei muito e essa técnica alisou todo o meu corpo, rosto e papada.

Não tenho celulite nem gordura localizada saltando para fora, está tudo modelado no seu lugar. Sou uma mulher madura, com muita bagagem de memória celular, de cansaço por excesso de trabalho, mas com uma pele linda e bem cuidada. O cansaço acaba com nossa aparência e se manifesta em primeiro lugar na pele. Por isso a importância da drenagem linfática.

Manter-se com aparência sempre saudável e coradinha. Essa é a imagem da saúde no rosto da mulher. Não aceitamos a cor cinza ou ictérica-verde na pele. Não tem maquiagem que disfarce. Além, claro, das olheiras, que dão a impressão de doença crônica. E sem falar na pele escura e enrugada de uma fumante crônica.

"CADA PENSAMENTO, CADA PALAVRA E CADA AÇÃO TÊM SEU REFLEXO, SUA RESSONÂNCIA E SUA REAÇÃO. É UM SINAL DE FRAQUEZA CULPAR OS OUTROS POR SEUS PROBLEMAS. VOCÊ DEVE SUPORTAR AS CONSEQUÊNCIAS DAS SUAS PRÓPRIAS AÇÕES." **Sathia Sai Baba**

ATÉ O **ESTRESSE** INCHA

Você já pensou que o estresse está associado a quase todas as doenças e problemas de saúde, como os distúrbios do coração, do cérebro, metabólicos e hormonais, e a vários tipos de câncer? Durante os períodos de estresse, o metabolismo costuma ficar mais lento e a pessoa engorda mesmo que coma alface o dia todo. Mas há quem sofra com o efeito contrário: tensa e ansiosa, a pessoa não consegue se alimentar bem e emagrece mais do que deveria: é aquele emagrecimento nada saudável, que se reflete na pele sem viço e sem brilho, nas olheiras e no semblante desanimado, no olhar deprimido. A minha dica, para todos os casos, é: vá se drenar!

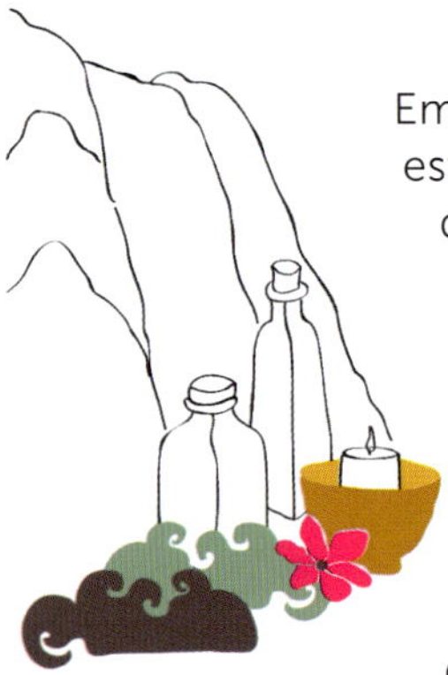

Em caso de cansaço, depressão, quando a pessoa está prestes a ter um ataque de nervos, ou mesmo quando está inchada, com celulite e dores no corpo, ou ainda com raiva, sem ânimo, sem vida, a drenagem é muito recomendada, porque é uma solução prática e rápida. Afinal, você vai ser tocada com amor de cura, vai ficar mais leve, vai se desestressar, perder alguns números em seu manequim, ficar com a pele do rosto clara e sem imperfeições... O que você acha, o estresse diminui ou não diminui? Lógico que sim!

Mas há outros métodos igualmente incríveis para acabar com o estresse e ativar a sua energia: um bom banho de cachoeira, uma sessão de ioga, uma parada para meditação, o pilates, a acupuntura, o *reiki*, a técnica Ayurveda (medicina indiana milenar), a quiropraxia, que trabalha o sistema neuromusculoesquelético, a cromoterapia, a aromaterapia, o simples alongamento como fazem os gatos, a hidroginástica, o *tai chi*, a homeopatia, os florais de Bach, a medicina ortomolecular, da qual eu gosto muito. Todos esses recursos, filosofias, técnicas e sistemas são infalíveis para desestressar e reenergizar o organismo.

O IMPORTANTE É SABER QUE, ACONTEÇA O QUE ACONTECER, SE NÓS ESTIVERMOS COM O SISTEMA LINFÁTICO FORTE E ENERGIZADO, A PROBABILIDADE DE MANTER A SAÚDE É MUITO MAIOR – AINDA QUE CONVIVAMOS COM TODOS OS PROBLEMAS E TOXINAS DO DIA A DIA.

É uma chance de ter menos doenças e mais disposição para trabalhar, viver, amar, viajar, ser feliz.

Sem virar neuróticas, podemos tentar viver de forma mais natural, em contato com a natureza. Afinal, somos parte dela. E o toque que envolve a massagem, a drenagem linfática, é feito dessa energia vital. Não se esqueça principalmente das cachoeiras, a melhor drenagem natural que existe. Faça o sacrifício de ir atrás delas. Aproveite as pedrinhas que vivem nas cachoeiras para esfoliar sua pele e seu espírito! Veja bem, não é esfolar, mas sim esfoliar, tirar células e energias mortas. Uma drenagem natural de uma cachoeira faz maravilhas pelo bem do corpo, da cabeça e da alma. Experimente e depois me conte o que achou.

O VELHO E BOM **DESENTUPIDOR DE PIA**

Já que estamos falando de terapias naturais, não posso deixar de explicar sobre um aparelho simples que não falta na maioria das casas – sim, o desentupidor de pia! – e que faz maravilhas por favorecer o desentupimento dos gânglios linfáticos. Acha que é loucura? Não é, não.

O desentupidor faz uma pressão intrínseca no gânglio linfático e o ajuda a bombear e voltar a funcionar. Você mesma pode usá-lo em casa, antes ou depois do banho ou no momento em que está massageando o corpo com creme.

O ideal é pressionar cinco vezes para estimular a eliminação das toxinas. Também coloque o desentupidor na virilha, onde ficam os gânglios inguinais, e bombeie com cuidado cinco vezes. Sinta um leve vácuo pressionando o seu corpo – tem que fazer o vácuo; se deixar uma área livre sem tocar a pele, ele não pega pressão. Repita o procedimento do outro lado. Esse produto simples e popular dá uma boa desinchada nos gânglios entupidos, desobstrui o sistema linfático e faz a toxina ir embora – e a celulite é pura toxina. Você verá como aumenta a quantidade de xixi.

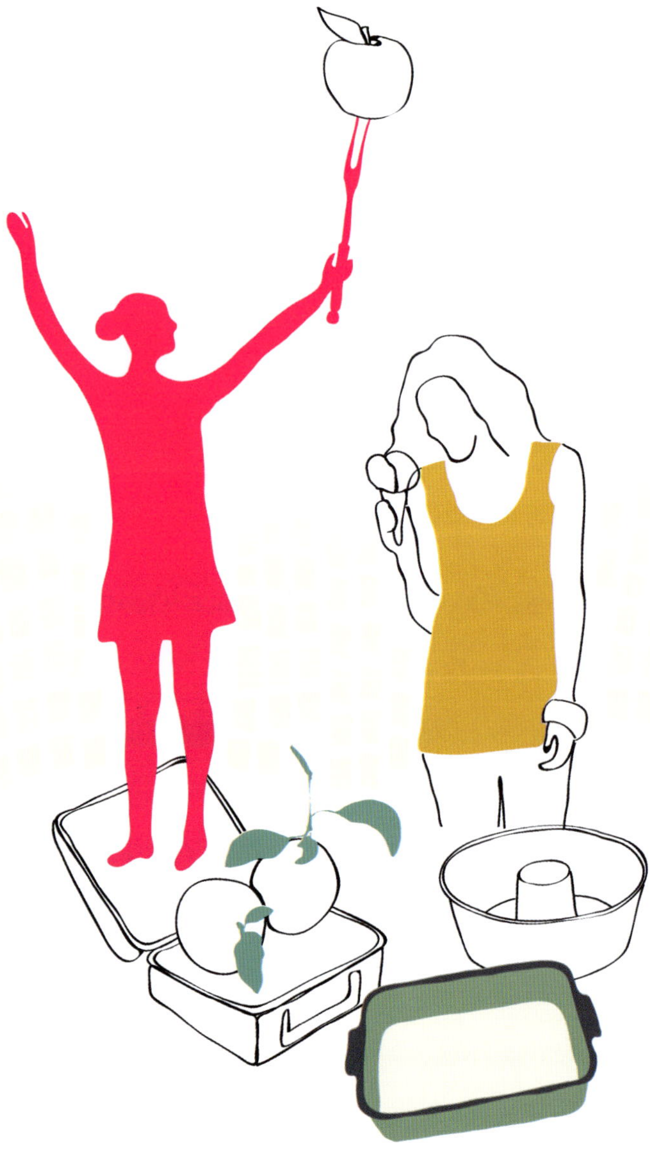

O PAPEL DA **NUTRIÇÃO NA SAÚDE**

MUITAS TOXINAS ENTRAM EM SEU CORPO ATRAVÉS DA ALIMENTAÇÃO. CUIDAR DO QUE VOCÊ ESTÁ INGERINDO É UM PASSO IMPORTANTE PARA MANTER SUA ENERGIA ATIVA.

Já que estamos falando de bons hábitos e de um estilo de vida saudável, eu gostaria de destacar um recurso antiguinho e muito popular. Antes, ela era usada mais por operários e boias-frias. Havia até um preconceito, uma bobagem: achava-se que o fino era comer em restaurantes, imagine! Hoje a gente sabe que a alimentação mais saudável e caseira é que é o verdadeiro luxo... Pois eu estou falando aqui é da velha e boa marmita, ela mesma. Não é à toa que ela virou mania entre famosas do mundo todo. As cantoras Ivete Sangalo e Claudia Leite, a atriz Fernanda Torres e até a *top* Gisele Bündchen já foram flagradas pelos fotógrafos carregando suas marmitas pelo mundo!

Eu também sou adepta e acho a ideia ótima, porque você come o que é bom para você, e não o que encontra por aí. Alimentação, amiga, é autocontrole, disciplina e também prazer. E você pode sentir prazer com essa comidinha caseira e mais saudável, bem temperadinha, é uma questão de mudar o hábito, o jeito de ver as coisas. Reprograme a sua mente.

EM ALGUNS MOMENTOS PRECISAMOS TAMBÉM ESQUECER O PALADAR E PENSAR NA BOA ALIMENTAÇÃO BALANCEADA. PALADAR DEMAIS OU DE MENOS ENGORDA!

Em outras palavras: o equilíbrio é a melhor receita. Nem se privar de tudo o que gosta e viver tristemente, sem sabores, tampouco viver para comer, sobrecarregando o organismo com doses extras de comida.

Outra dica boa, especialmente para quem gosta de doce, é uma sugestão médica. Quando às vezes à noite dá aquela vontade louca de comer um docinho e aparece a inimiga ansiedade, tome uma taça de vinho ou vinho do Porto.

Mas isso também vale para o suco de uva orgânico. A sensação de saciedade é igual e você tem no suco de uva as mesmas substâncias saudáveis que fizeram a fama do vinho tinto: o resveratrol e os flavonoides. E sem o efeito do álcool, que em alguns organismos pode gerar problemas. Estudos mostram que o suco de uva escura traz os mesmos benefícios à saúde do que o vinho tinto, por conter os mesmos poderosos antioxidantes que previnem doenças do coração e aumentam os níveis do colesterol bom, protegendo contra danos nas artérias.

Não existe segredo único, cada um vai descobrir o seu. Por isso é bom observar e analisar, sempre, o conselho que você recebe. Porque todo conselho pode ser bom, mas ele pode não ser bom para você. Eu amo soja, por exemplo, mas tenho alergia a esse ingrediente. Voltei um dia de um spa com erupções no corpo e no rosto todo. Descobri na pele minha alergia a soja! Tem gente que tem alergia ao glúten, ao gergelim, à berinjela, ao tomate, à lactose etc.

Então fique atenta ao seu corpo, ao seu metabolismo, ao seu jeito de digerir os alimentos, ao seu ritmo. E respeite toda essa incrível estrutura que funciona maravilhosamente bem e de forma orquestrada, que é o seu organismo! Porque cada uma de nós sabe onde aperta o calo, onde é preciso pegar mais leve.

Claro que às vezes a gente vai cometer algum pecado. E o meu é o vinho, que eu adoro. Em relação ao álcool, eu sou a favor do consumo moderado, porque ele ativa a circulação, desliga um pouco o racional, relaxa. Mas em doses pequenas e esporádicas, pois em excesso e com frequência, o álcool engorda e incha. O sistema linfático demora para processar essa substância em grande quantidade. Portanto, é importante maneirar e degustar a boa bebida alcoólica em ocasiões especiais, para celebrar a vida.

Mas, quando beber, não deixe de drenar no dia seguinte. Vou confessar que nunca deixo de beber e nunca deixo de drenar. O meu rosto, por exemplo, eu dreno todos os dias. É um vício do bem. Não admito rosto envelhecido. E aqui cabe um segredinho: faço sempre a massagem de dentro para fora, deslizando os dedos com firmeza em direção do cérebro. Digo isso porque, em várias embalagens e bulas de cremes internacionais, famosos, aprendemos justamente o contrário. Eles ensinam a massagear de fora para dentro, especialmente ao redor dos olhos, o que causa rugas! Na hora de drenar o seu próprio rosto, massageie com vigor sua pele deslizando os dedos de dentro para fora, para que os vincos e as marcas de expressão se suavizem.

ATÉ OS VEGETAIS PRECISAM DE MASSAGEM

Pode parecer curioso, mas até os legumes, verduras e frutas precisam de "massagem", ou seja, toque amoroso, carinho e atenção. Mão boa dá frutos. Não só quando estão plantados na horta ou no pomar, como também na cozinha, quando se transformam em refeição. Mão ruim, com energia negativa, não faz nascer nada, dá praga. E essa mesma mão, quando cozinha, faz o alimento doer no estômago de quem come.

Cultivo uma horta e um pomar na minha casa, o que me dá um grande prazer nas duas etapas desse processo: na hora de plantar e cuidar dos legumes, verduras e frutas e também no momento de colher e compartilhar os vegetais fresquinhos com a família, os amigos e minhas pacientes.

Na era do "tudo pronto", da comida industrializada e do *fast-food*, as pessoas se esqueceram de cultuar o seu alimento, de plantar, de colher, de cozinhar... A expressão que diz que "o melhor tempero da cozinha é o amor" é cheia de sabedoria. O melhor segredo de toda receita é o amor com que ela é feita! Aliás, difícil está conhecer uma mulher que saiba cozinhar, e eu posso contar nos dedos as amigas que cozinham. Parece que o processo reverteu, os homens é que estão indo para a cozinha. Algumas mulheres têm orgulho em dizer: "Credo, eu odeio cozinhar". Isso já lhes faz mal porque envolve, mesmo inconscientemente, uma relação esquisita com a comida, com o ato de se alimentar e alimentar as pessoas que se ama. Mesmo sem precisar ser uma *chef* estrelada, é importante aprender, minimamente, a cozinhar. É uma forma de viver mais saudável.

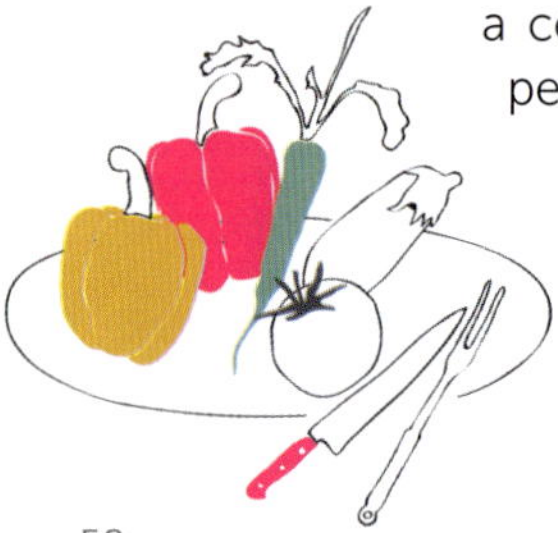

Então, na hora de lavar as hortaliças, cortá-las e prepará-las, toque-as com todo o carinho, com a intenção amorosa de fazer com elas o melhor prato, o mais saboroso e nutritivo. Isso vale para todos os ingredientes da cozinha. Você vai ver que o resultado final (a apresentação, o sabor, a digestão) será muito melhor.

No filme mexicano *Como água para chocolate*, do diretor Alfonso Arau, Tita vive um romance com Pedro, um jovem do seu povoado. Mas, por ser a caçula da casa, ela é destinada a passar a vida cuidando de sua mãe. A tradição familiar diz que quem deve se casar com Pedro é sua irmã mais velha, Rosaura. Mergulhada num mar de tristezas, Tita vai preparar o bolo do casamento da irmã, e as lágrimas que caem sobre a massa vão causar nos convidados um profundo mal-estar. Já em outra ocasião, o prato de codornas ao molho de pétalas de rosa, preparado com as flores que Tita ganhara de Pedro, transmitia a quem o ingerisse a sensualidade e volúpia daquela paixão.

Na hora de cozinhar, toda a nossa energia passa para o alimento. E quem cultiva uma horta em casa também sabe da importância dessa delicadeza e atenção na hora de regar, podar, replantar, colher. Eu sei que não é todo mundo que pode plantar ou colher hoje em dia, mas se puder cultivar em seu quintal, nas paredes ou nas varandas, experimente, vai te trazer um grande prazer e muita alegria!

Cozinhar já é possível para a maioria, ou pelo menos acompanhar o processo das refeições. Esse acompanhamento é importante para você monitorar o que ingere no seu dia a dia: ao escolher verduras e frutas orgânicas e prestar atenção nos ingredientes dos rótulos dos produtos, você evita o consumo de toxinas, açúcar, gorduras hidrogenadas, óleo, sal, hoje cada vez mais presentes nos alimentos e em maior quantidade.

Infelizmente, o nosso solo está contaminado por veneno. Somos envenenados todos os dias, a toda hora. Agrotóxicos, poluição do ar, medicamentos, hormônios, corantes, conservantes, estresse...

A sobrecarga de toxinas e venenos é grande no meio ambiente e nem a nossa casa e o escritório escapam dessa influência negativa. A poluição eletromagnética gerada por forno de micro-ondas, celulares, antenas de TV, estações rádio base (que transmitem o sinal do celular) e toda a parafernália eletrônica é uma realidade do século XXI. A poluição tátil e social. Infelizmente, tem gente que tem ou traz uma carga de energia negativa, é preciso ficar atenta a esse tipo de tato. Algumas pessoas tentam convencer os outros pelo toque forte, pegando no braço do interlocutor a todo momento, com insistência. Fique atenta: esse às vezes pode ser o toque do inimigo. Na minha visão quem é de confiança não precisa se afirmar com esse gestual. Já tocar com afeto faz com que circulem e se dissipem aquelas energias estagnadas da desconfiança.

NÃO SE INTOXIQUE COM O VENENO ALHEIO, DEIXE SEMPRE SUA MENTE E ALMA DRENADAS.

O CÍRCULO VICIOSO **DO AÇÚCAR E DA FARINHA**

O estilo urbano de viver é repleto de hábitos e manias que já se incorporaram à nossa rotina, mas fazem mal à saúde. Não são apenas o exagero de aparelhos eletromagnéticos e a alta carga de poluição sonora e ambiental que prejudicam, mas também os nossos pequenos ritos de todo dia. O hábito de tomar muito café, de comer toda hora um docinho, de comemorar com muito álcool, de fumar um cigarro atrás do outro etc. Você não percebe, mas essas substâncias vão se impregnando no organismo, atrapalhando o nosso bem-estar e provocando doenças de médio e longo prazo.

Veja bem: não que você deva cortar drasticamente o cafezinho com as amigas e nunca mais experimentar um bolo de aniversário na festa da família. Mas é melhor maneirar com alguns ingredientes da alimentação, caso do café, do açúcar refinado, do sal e da farinha branca. Eles são consentidos venenos que nos trazem um monte de problemas. O mais evidente e sintomático (não sei se você já percebeu) é a vontade instantânea de consumir novamente o mesmo ingrediente, gerando assim uma situação sem saída.

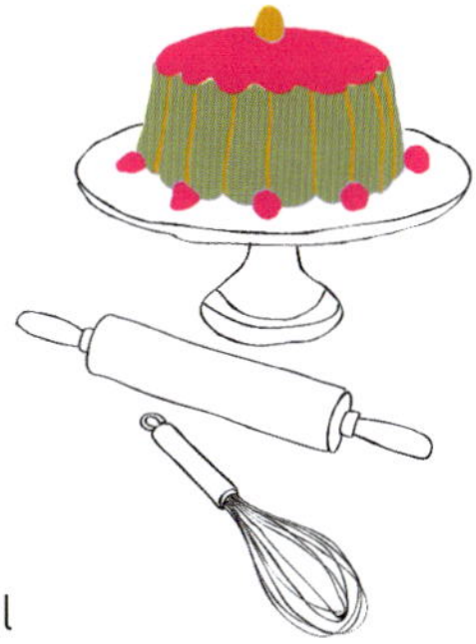

Por exemplo, você come um pedaço de bolo e tem mais vontade ainda de açúcar e farinha. Quanto mais farinha você come, mais vontade de comer farinha você tem. E mais fome você tem! Isso acontece porque a farinha branca, que é um carboidrato simples, é rapidamente digerida pelo organismo e causa picos de açúcar no sangue. Já os carboidratos complexos e mais lentamente digeridos são os integrais, como o arroz integral e a farinha integral.

Carboidratos simples como a farinha branca e o arroz branco são monossacarídeos, têm apenas uma molécula; já os carboidratos complexos, caso da farinha integral e do arroz integral, têm duas ou mais moléculas de açúcar. Isso significa que eles vão ser digeridos mais lentamente pelo corpo, fornecendo nutrientes de forma constante, por mais tempo, durante sua digestão.

Funciona assim:

- Você come carboidratos simples na refeição (massa, arroz branco, doces etc.).

- Esses carboidratos são digeridos rapidamente pelo organismo. Lembre-se de que todos os carboidratos, depois da digestão, são transformados em açúcar.

- Como os carboidratos são digeridos rapidamente, altas quantidades de açúcar são liberadas no sangue, como resultado da digestão.

- O resultado: picos nos níveis de açúcar no sangue.

- O corpo percebe isso e libera insulina em quantidades altas para recolher todo esse açúcar que não será usado no momento e estocá-lo. Este é o papel da insulina: ela percorre o sangue levando os nutrientes aos seus destinos.

- A insulina faz seu trabalho e logo os níveis de açúcar no sangue estão abaixo do que o corpo considera normal. Quando isso acontece, você fica sem disposição, com energia baixa, um pouco de sono...

• Esses sintomas dão um alarme para o corpo dizendo que seus níveis de açúcar estão baixos e precisam ser repostos. Vem a sensação de fome. E você irá querer repor energia rapidamente, com os carboidratos do mesmo tipo. Assim se forma o ciclo, que, se prosseguir por muito tempo, poderá fazer com que o corpo comece a perder a sensibilidade à insulina, que é o início da diabetes.

PARA EVITAR ESSE CÍRCULO VICIOSO E SUPERPREJUDICIAL, FIQUE LONGE DOS DOCES E DAS MASSAS, DEIXANDO-OS PARA OCASIÕES ESPECIAIS.

Você pode comer o que quiser em exagero em uma refeição por semana, sem dó! No restante da semana, controle-se. Marque na agenda o dia em que você detonou e marque o dia em que pode fazê-lo novamente. Parece bem chato, mas como tudo na vida, a gente se acostuma e o resultado é um corpo lindo.

Outro vilão para o organismo e para a linfa é a gordura, especialmente a gordura da carne e a fritura. O ideal é investir em calorias "do bem", como o arroz integral; "tudo quanto é verde", sem exceções; frutas; peixes, que são carregados de ômega 3, o ácido graxo que favorece o coração; e carnes magras.

Falando em carnes, especialmente frangos, vale a pena comprar de fornecedores que não usam hormônios nem antibióticos nos animais. Infelizmente, muitos produtores hoje querem gerar lucro rapidamente, alimentando os animais com rações cheias de hormônios e agrotóxicos, além dos hormônios que são aplicados diretamente nos animais. As pragas e a oscilação do clima também fazem com que agricultores encham as verduras de agrotóxicos. Os tempos mudaram. Uma alimentação saudável hoje em dia não é mais um frango grelhado com alface, tomate e cenoura.

SOBRE **VEGANS E CARNÍVOROS**

Sou uma grande admiradora dos vegans e vegetarianos. Se eu me candidatasse, minha primeira lei seria proibir todo tipo de sofrimento animal! Como tudo na vida, o ser humano também iria se acostumar, sim, a não ingerir mais animais. Mas não passa de um sonho impossível.

Da mesma forma que falo isso, sei que nada é tão bom para a firmeza da pele, para estimular colágeno, elastina e proteoglicanos, do que uma bela de uma carne vermelha. Por mais que uma pessoa ingira proteínas e *shakes*, o tônus nunca é o mesmo. Pode observar a pele dos carnívoros e a pele dos vegetarianos. Isso eu presencio há vinte anos. Até o toque da pele é diferente.

Tudo depende também do seu sangue. Estude o seu tipo sanguíneo e ingira os alimentos ideais para ele. Existem pesquisas científicas e todo um método que aposta na relação entre o tipo sanguíneo e os alimentos mais propícios para a saúde da pessoa. De acordo com esses preceitos, quem é tipo A positivo, por exemplo, tem o aparelho digestivo mais sensível e com dificuldades para decompor a gordura de origem animal, porque produz menos suco gástrico. Por isso, deve evitar carne vermelha e os derivados do leite e privilegiar peixes, verduras e leite de soja. Já a pessoa que é O positivo tem aparelho digestivo forte e produz muito suco gástrico, o que a torna mais apta a se alimentar com carne vermelha e verduras como cebola e acelga.

A questão é encontrar a alimentação mais adequada, não apenas ao seu tipo sanguíneo, mas também ao seu estilo de vida e sua personalidade. Uma coisa, porém, é certa: quanto mais você buscar alimentos saudáveis e naturais, sem agrotóxicos, e evitar produtos industrializados e processados, repletos de conservantes e corantes, melhor estará de saúde. É na horta e no pomar que estão as vitaminas, minerais e todos os nutrientes dos quais precisamos para fortificar nosso corpo e viver mais e melhor.

Você não precisa virar vegetariano ou crudívoro de uma hora para a outra: há um caminho saudável e equilibrado que junta a saúde ao prazer, sem neuras nem desespero.

RESPEITE O SEU ORGANISMO, NÃO DESCONTE SUAS FRUSTRAÇÕES AGREDINDO-O COM DROGAS, ÁLCOOL E EXCESSO DE AÇÚCAR. TRATE BEM SEU TEMPLO, E ELE LHE RETRIBUIRÁ. TRATE MAL SEU TEMPLO, E ELE SE VINGARÁ.

Mesmo com esse alto nível de toxinas que absorvemos todos os dias, através das mais diferentes formas, podemos viver bem e com saúde. A equação é simples: é só eliminar do organismo e da sua vida o que não presta, drenando para fora do corpo esses venenos. Se você já sabe de tudo isto e pode eliminar o veneno, para que cultuá-lo? A partir do momento em que drena há um tempo e fica desintoxicada, você nunca mais aceitará a toxina, ela irá incomodar.

Quando a eliminação é satisfatória, a panela – que pode ser comparada ao nosso organismo – não transborda, está equilibrada. Já quando não conseguimos expulsar essas toxinas, a panela vai se enchendo, enchendo, até transbordar e, muitas vezes, explodir.

É claro que não estou dizendo que a drenagem previne câncer ou diabetes, de forma alguma, só estou dizendo que, quanto menos toxina você ingerir e quanto mais saudável o seu sistema linfático estiver, melhor será a sua saúde, maior será sua longevidade e maior será a sua chance de se defender e se curar de um câncer e de uma doença grave.

O nosso corpo está sempre dando sinais de que o acúmulo de toxinas está chegando ao limite, de que algo precisa ser feito para que a panela não exploda. Cabe a nós ouvir e entender esses sinais. Um deles, bem evidente até pelo som, é o da pessoa que tem gases. Há quem ache "normal" conviver sempre com gases, mas não é. Se você tiver gases constantemente, é porque está se alimentando erroneamente. Se não tiver gases, você está se alimentando de acordo com o que o seu metabolismo esta pedindo.

Uma boa dica é a seguinte: quando tiver gases, verifique o que comeu para não repetir. Há alguns alimentos que têm essa "vocação", embora tenham inegável qualidade nutricional: são o leite e derivados, o repolho, a couve, os brócolis, a soja, o feijão. E há também a mistura de alguns alimentos que causa esse desconforto. Às vezes, a ingestão de muitas verduras não orgânicas (especialmente brócolis e couve-flor) podem causar o problema.

Há um livro infantil muito fofo, *Até as princesas soltam pum*, de Ilan Brenman, que desconstrói o estereótipo de que as meninas não soltam pum. Não existe perfeição nem entre as princesas, e essas necessidades são comuns a todos. Mas o que estou falando aqui é de quem convive permanentemente com gases, que apontam, como mensagem básica, pelo menos duas coisas:

• a noção de que algo anda errado na nutrição, no quesito "química dos alimentos". Será preciso investigar se algum ingrediente está causando fermentação no sistema gastrointestinal, ou mesmo se é a mistura de alguns deles (vulgo "ebulição").

• por causa disso, e talvez de outros fatores, o processo de eliminação não está bom, os intestinos estão sobrecarregados e esse acúmulo de toxinas aparece com prisão de ventre, desconforto abdominal e gases.

É importante também se alimentar com verduras, legumes e frutas, de preferência crus, que "limpam" o intestino. Esse órgão é conhecido por muitos cientistas e estudiosos como "o segundo cérebro", por ter um sistema nervoso próprio e muito peculiar.

Ainda assim, para algumas pessoas o alimento cru pode causar gases e fazer mal. Vale aquela máxima que já comentei em outros trechos deste livro: observe-se, veja o que vai bem para você, o que te traz bem-estar, o que "pega" em algum lugar do seu organismo. Olhe para dentro de você. Quanto mais a gente se conhece, mais a gente sabe se tratar e se cuidar.

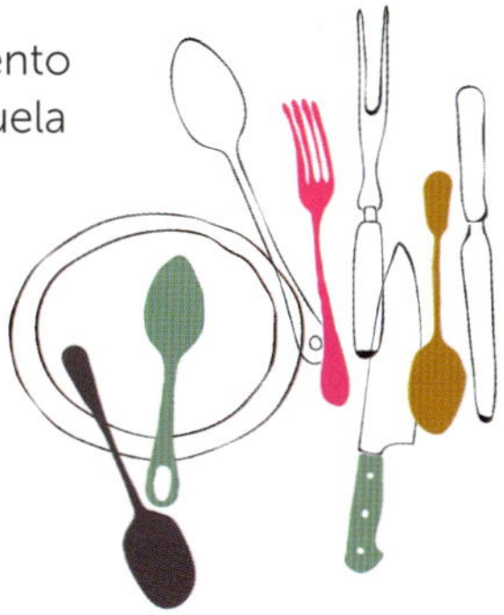

Dica: triture os legumes crus, como cenoura, rabanete, beterraba, cebola, pepino, com folhas de manjericão, salsinha e cebolinha. Adicione linhaça dourada triturada e coma bem temperadinho antes de todas as refeições. Uma porção de cinco colheres de sopa basta. Causa sensação de saciedade e é muito saudável.

Tudo o que fica preso na barriga prejudica a drenagem do corpo todo. Hoje já é um consenso entre médicos, especialmente os da área ortomolecular, que a saúde do intestino é vital para o bem-estar e a saúde geral da pessoa. O bioquímico clínico e precursor da Medicina Ortomolecular no Brasil, Hélion Póvoa, membro da Academia Nacional de Medicina e ex-pesquisador da Fundação Oswaldo Cruz, reforça a tese em seu livro, *O cérebro desconhecido*. Segundo o professor, se o intestino estiver bem, o cérebro estará saudável, e é fundamental que a comunidade médica tenha conhecimento disso para melhor orientar os pacientes:

"Se o intestino não funciona bem, a tendência é aumentar a depressão e a ansiedade, porque 90% da serotonina, substância responsável pela nossa sensação de bem-estar, é produzida pelo intestino. Quando analisamos o fato de que o intestino é fundamental na formação da serotonina, nada mais é preciso acrescentar. A alegria e a inteligência emocional, de que tanto precisamos para viver bem, começam realmente a partir do intestino! Por isso só nos resta garantir a esse fantástico órgão matérias-primas de primeira qualidade, o que conseguimos com uma alimentação saudável. Ele, inteligentemente, se encarregará de garantir nossa saúde e nossa felicidade".

Mais de 8% da população sofre de diverticulite crônica. Os médicos dizem que não há motivos comprovados para a doença aparecer, e que pode ser semelhante a uma apendicite. Se estiver se sentindo desanimada, sem forças, com dores abdominais, procure imediatamente um médico. Mas o que se sabe é que a doença, uma inflamação no final do intestino grosso, pode ser evitada com alimentação que garanta saúde ao intestino.

Além da alimentação com fibras e muita água, a atividade física regular é fundamental, como também a drenagem. Quem tem problemas deve pedir pela manobra de peristaltismo, que consiste em um movimento profundo e lento executado aproximadamente dez vezes em sua barriga.

A drenagem linfática é um santo remédio para quem tem prisão de ventre, pois a massagem com movimentos de deslizamento sobre o trajeto dos intestinos grosso e delgado estimula o funcionamento do intestino e de outros órgãos excretores. É drenar para funcionar! Literalmente, o intestino vai "pegar no tranco".

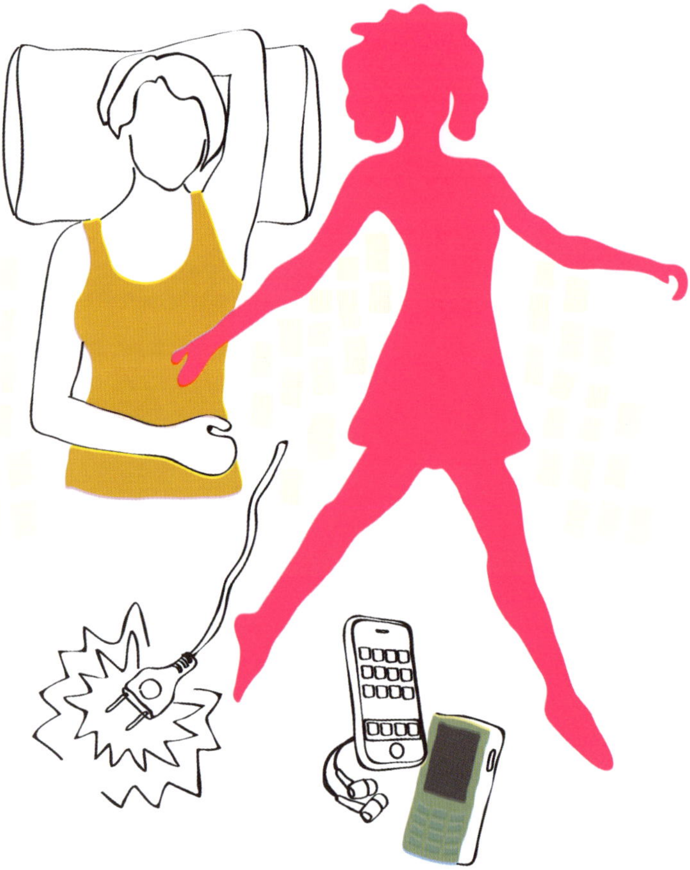

VIDA SAUDÁVEL E **ELETRO-MAGNETISMO**

ALLAN LOPES

VOCÊ NÃO É UMA MÁQUINA, QUE PODE FICAR LIGADA O TEMPO INTEIRO. DESCONECTAR-SE É FUNDAMENTAL PARA RECARREGAR AS ENERGIAS E VIVER COM MAIS QUALIDADE DE VIDA.

Conversei com o Allan Lopes, geobiólogo brilhante e que atua em uma área essencial para a nossa saúde, a Medicina do Ambiente, ou Geobiologia, ou ainda Biologia da Construção, ciência desconhecida ainda por muitos, que existe para transformar a nossa casa em uma aliada da saúde, do bem-estar e da qualidade de vida. Allan defende o conceito de que "toda construção é um ser vivo".

Sua anatomia e sua fisiologia, juntas, têm características positivas ou não para o ambiente e para aqueles que nela vão viver. Ou seja, usando os conceitos dessa ciência, é possível criar espaços de trabalho e moradia que tragam benefícios ao ser humano. Veja o que ele fala sobre o eletromagnetismo e a casa saudável. São conceitos importantíssimos e que podem nos ajudar a viver melhor.

A LUZ DA VIDA

Nós somos seres eletromagnéticos. Nossa vida pulsa através do eletromagnetismo de nossas células. A vitalidade que nos faz levantar e correr para a vida, abraçar cada momento e buscar cada vez mais a felicidade pessoal e coletiva nada mais é do que a expressão pura da energia universal, eletromagnética, que nos anima e nos dá alma.

A energia eletromagnética está em tudo, no ar que respiramos, na luz do sol, nas nuvens, nos átomos.

E JUSTAMENTE POR SER TÃO PRECIOSA E FUNDAMENTAL, TODAS AS VEZES QUE PERTURBAMOS O EQUILÍBRIO ELETROMAGNÉTICO DO NOSSO CORPO AMEAÇAMOS NOSSA VITALIDADE, NOSSO BEM-ESTAR, NOSSA JUVENTUDE E NOSSA BELEZA, INTERIOR E EXTERIOR.

DESCONECTE-SE UM POUCO, FAZ BEM

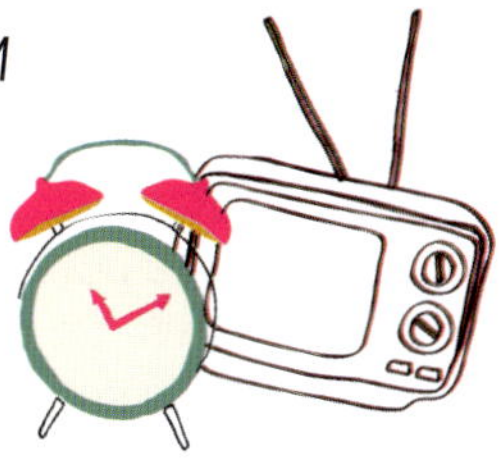

Quando usamos excessivamente aparelhos emissores de campos eletromagnéticos produzidos pelo homem, como telefone celular, televisores, forno de micro-ondas, estamos nos expondo de forma demasiada a esses campos artificiais e uma série de efeitos colaterais pode acontecer. Um deles é o aumento de radicais livres, substâncias responsáveis por envelhecimento precoce, rugas, infertilidade e outros problemas.

EVITE O ALZHEIMER

Estudos também mostram que a exposição excessiva a campos eletromagnéticos pode diminuir a capacidade de nosso cérebro de manter distantes elementos tóxicos aos nossos neurônios, como o alumínio.

A presença de alumínio no cérebro está associada a doenças degenerativas do sistema nervoso central, como Parkinson e Alzheimer, além de perda de memória, dificuldade de atenção e concentração.

PARA DORMIR COMO UM ANJO

Um exemplo para uma noite bem dormida de sono, chave para a saúde perfeita, é a harmonização do quarto. Além da cama correta, do colchão ideal, do ambiente favorável, é preciso ter uma boa qualidade interna do ar, a disposição adequada do layout *e do mobiliário, uma boa localização, entre outros fatores que fazem parte da Geobiologia, conhecida como Medicina do Ambiente.*

Quando esses fatores são trabalhados e entram em padrões ótimos de funcionamento, aumentamos o bem-estar e a vitalidade dos moradores, colaboradores, usuários e habitantes de um determinado espaço.

MAIS SUCESSO E QUALIDADE DE VIDA

Pessoas mais felizes e saudáveis tendem a conviver melhor, trabalhar com mais eficiência, maior produtividade e crescente engajamento. A casa passa a ser verdadeiramente um lar. A empresa deixa de ser um local para troca de trabalho por salário e passa a ser um local e uma oportunidade para o desenvolvimento da vida e o crescimento pessoal.

Um espaço saudável e apropriado para as funções da casa ou da empresa é uma fórmula poderosa e que se traduz em pessoas felizes e saudáveis. O resultado é o aumento da qualidade de vida, da harmonia familiar ou o sucesso dos produtos e serviços de uma empresa.

FENG SHUI É OUTRO RECURSO PARA BEM-ESTAR

Além da Geobiologia, o *feng shui* e a radioestesia, que estuda a energia dos objetos, também ajudam a localizar nos ambientes os entraves energéticos para transformar o espaço em um lugar de equilíbrio e harmonia.

O *feng shu*i vem das palavras vento (*feng*) e água (*shui*). A união dessas duas forças explica a origem dessa prática, que surgiu há cerca de 3 mil anos na China com o propósito de escolher os lugares mais adequados para criar os vilarejos e cidades.

O objetivo era que esses povoados tivessem prosperidade e bem-estar. Hoje essa arte está difundida em todo o mundo, não só como recurso de decoração, mas como uma poderosa ferramenta para quem procura viver com mais saúde e energia.

Assim, o aproveitamento da luz natural, a colocação das janelas e portas nos lugares certos, a distribuição dos itens nos quartos e salas e até a questão dos cantinhos da casa – que podem ter móveis e peças que os transformem em lugares mais "arredondados", para a energia circular – contam pontos a favor do bem-estar e da harmonia.

Um exemplo é a observação do local onde está posicionada a sua cama, um lugar em que você passa entre seis e oito horas por dia. Se ela estiver encostada na parede do banheiro, que tem todo o encanamento e a descarga, pode causar problemas de saúde.

Em muitos casos, a simples troca de lugar melhora imediatamente a condição do ambiente.

COMO O ALLAN EXPLICOU, A GEOBIOLOGIA PODE CURAR A SUA CASA OU ESCRITÓRIO E, CONSEQUENTEMENTE, MELHORAR A SAÚDE DAS PESSOAS QUE VIVEM NESSES ESPAÇOS. NÃO É MARAVILHOSO PODER REPENSAR SUA VIDA COM BASE NESSAS IDEIAS?

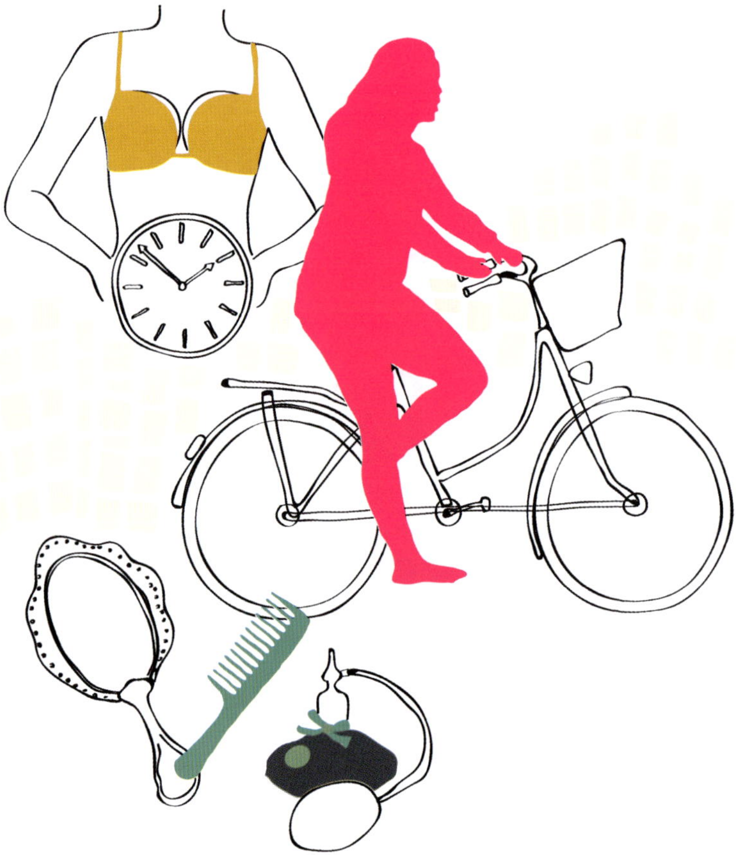

A MENOPAUSA PODE SER **MENOS CHATA**

CHEGOU A ÉPOCA DE GRANDES MUDANÇAS. E TAMBÉM DE CONQUISTAS E DE SABEDORIA. A DRENAGEM LINFÁTICA VAI SER SUA GRANDE ALIADA NESSA FASE.

A menopausa pode ser menos traumática, menos histérica, menos desagradável, menos desanimadora. E pode também ser divertida, prazerosa, gostosa e revolucionária!

É uma fase em que a mulher, em geral, está saboreando uma série de conquistas e tem sabedoria. Tanto na vida pessoal como na profissional, nós já sabemos o que queremos, o que buscamos e o que não é importante, o que fica em segundo plano. As prioridades costumam estar bem definidas para as mulheres nessa fase. Em relação ao corpo, mesmo diante de um espelho que mostra uma silhueta diferente e bem mais cheinha, também podemos ter um olhar positivo e alegre, enquanto prendemos o cabelo para caminhar, nadar, malhar, pedalar, correr e, claro, drenar!

Sim, você vai ter que lutar cinquenta vezes mais, porque o corpo já não responde como antes. Vai investir em caminhadas, hidroginástica, pilates, ioga e musculação. Mas aos poucos começará a ver o resultado e é preciso acreditar nisso, porque é tudo uma questão de esforço e persistência. Demora, viu!

Na menopausa, a mulher muda do tronco para cima, engorda nos seios, fica matrona. Mas é assustador como também acumulamos nessa fase gordurinhas pelo corpo. Barriga, costas, axilas, colo, pescoço, orelha, papada... E a perna vai ficando fina, um horror! Nas costas, o corpo pendura gorduras debaixo do sutiã e a gente ainda ganha, de lambuja, "dois peitos" embaixo da axila! São dois novos filhos, fora as gorduras no pescoço e em outras partes do corpo.

Também atrapalha quando a mulher passa a maior parte do tempo sentada – no carro, no escritório, no restaurante, na poltrona, no sofá.

MOVIMENTO É VIDA! NÃO DEIXE SEU SANGUE E SUA ENERGIA PARADOS.

Lute todos os dias, incessantemente, contra os efeitos dos hormônios e a favor do bem-estar e da beleza do seu corpo. Lute se alimentando bem, fazendo exercícios, caminhando e drenando. Essa é uma guerra que vale a pena. É por sua saúde!

A barriga, por exemplo, é um caso à parte. Se você não drena a barriga, ela vai aumentar todo dia, porque é sempre o tronco a parte que mais incha. Toda a água que sai do organismo, durante a hipoprodução do hormônio, na menopausa, está no interstício. Acumula na barriga e sai de dentro do disco intervertebral causando hérnia de disco, para a nutrição óssea, e assim vai. É como um tsunami! Toda essa água sai violentamente, provocando calores, dores e toda aquela montanha-russa de emoções, que incluem até a vontade permanente de descontar na comida. É a hora de respirar fundo, relaxar e programar seu cérebro para não atacar a comida, muito menos os doces.

Parece loucura, mas é isso mesmo. Só não pode se desesperar, porque senão vêm a ansiedade e a depressão, e o quadro piora. "O remorso chega mais rápido do que a comida no intestino."

Ao mesmo tempo, essa mulher, quando está de bem com a vida, exibe um olhar seguro e confiante, de quem sabe o valor que tem, o que já viveu e a sua força. É uma mulher poderosa, que pode ser bonita com esse novo jeito, esse novo corpo. Nada como ter uma ruga bem cuidada, mostrando sua linda experiência de vida.

AUTOESTIMA É FUNDAMENTAL

O filósofo francês Michel de Montaigne, no século XVI, escreveu uma frase que é simbólica: "A pior desgraça para nós é desdenhar aquilo que somos". A autoestima pode ser comparada a uma vacina na alma, que dá mais energia, motivação, autoconfiança e iniciativa, atributos básicos para enfrentar desafios e frustrações.

Como o sistema linfático, responsável pelo sistema imunológico do corpo, a autoestima cuida do sistema imunológico emocional e evita que a gente fique deprimida e sem força para seguir em frente. Por esses motivos todos, nenhuma mulher pode ficar desanimada e triste, muito menos depois de uma sessão de drenagem. Sempre há um jeito de melhorar a aparência e a autoconfiança. O importante é estar inteira dentro do seu próprio corpo, feliz por ser quem você é e, é claro, modelada e sem celulite.

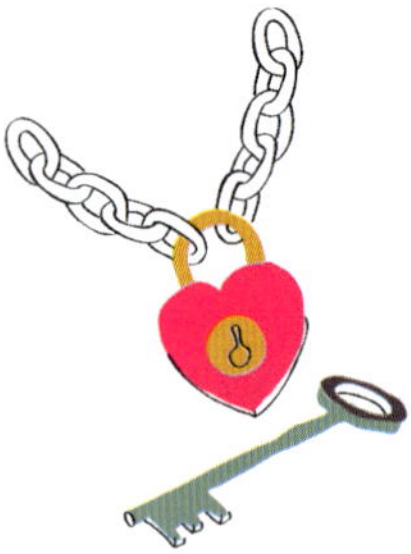

O importante é não deixar a autoestima cair e nem descontar a ansiedade na comida. Também não adianta nada ficar olhando para as fotos do passado e pensar em voltar a ser o que era. Essas comparações só geram mal-estar e desânimo, pois são inalcançáveis. Melhor, muito melhor, é projetar um ideal novo e que possa ser conquistado: um corpo possível e feliz.

Confesso que, sempre que vejo uma foto minha de quando tinha um corpo perfeito, também faço isso: não paro de pensar na foto. Mas, depois, programo meu cérebro e jogo aquela imagem para o passado. Não podemos julgar a sábia natureza. Mas a fase em que descobrimos o que é bom coincide com a época biológica, a maturidade, em que menos podemos desfrutar.

Alimentação equilibrada é básica nesse período. Se na juventude podemos extrapolar porque o organismo está azeitado, o metabolismo funciona bem e não corremos tanto risco de engordar, depois dos 40, 45 anos, tudo muda. O corpo demora muito mais para queimar as calorias, que se acumulam em dobrinhas e gorduras nos braços, costas, barriga e quadril, e é preciso fazer o triplo de esforço para manter a forma. Mas não é só isso: a nutrição saudável, baseada principalmente em verduras, legumes, frutas, grãos e carnes magras, sem a ingestão de açúcar e gorduras, evita sintomas chatos como ondas de calores, mau humor e depressão, que costumam acontecer na menopausa.

Não é à toa que as chinesas e japonesas, por causa de sua dieta focada nos vegetais, não fazem reposição hormonal, não têm calores e outras perturbações e vivem mais e melhor. Isso não é "achismo", é resultado de vários estudos internacionais, que inclusive apontam os riscos menores de essas mulheres terem câncer de mama.

A ALEGRIA VEM **DE DENTRO PARA FORA**

Eu sempre digo que a primeira grande queda metabólica começa aos 25 anos. E, de cinco em cinco anos, há uma grande surpresa que o envelhecimento nos reserva. É duro admitir que o tempo passa para todos, sem exceção. A diferença é que algumas pessoas realmente envelhecem, carregam no corpo e no rosto sinais evidentes de deterioração, como gorduras, flacidez, manchas de pele, vincos tristes, abatimento. Já outras parecem se manter como eram antes e exibem expressão jovial e feliz. A alegria vem de dentro para fora. O segredo, no qual os cientistas têm se debruçado há anos, parece misturar alguns ingredientes, como uma mente aberta para o novo, o bom humor e a manutenção da saúde.

A contratura muscular, decorrente da tensão, prejudica a circulação e o bom funcionamento metabólico. Quem é muito tenso envelhece mais cedo e tem mais propensão a doenças. Já o riso evita rugas e favorece a circulação, deixando a pele linda e oxigenada.

Assuma seus defeitos ou corra atrás para resolvê-los, pois se esconder atrás de uma canga ou se manter no escuro não é uma opção.

Outra coisa importante é que, na idade madura, a gente precisa fazer um esforço a mais para conseguir manter a saúde em dia, o que significa comer em menor quantidade que o habitual, fazer mais exercícios e cuidar do corpo. Esta é a equação que dá certo: ingerir menos calorias e gastar mais energia resulta em perda de peso. Em outras palavras, a gente só emagrece quando reduz as calorias e aumenta o gasto de energia. Mas esse processo é lento e a perda de peso pode demorar meses. O importante é não desanimar: insista! E, no mínimo, não deixe seu peso aumentar.

A drenagem linfática entra aí para desintoxicar o organismo, modelar o corpo e ajudar a reduzir medidas, além de aliviar o estresse, que também ajuda a engordar: o organismo funcionando sob estresse libera um hormônio chamado cortisol, que estimula a produção de células de gordura e as torna mais infladas, além de inibir a queima das que estavam estocadas. É por isso que às vezes o regime não dá certo. É preciso antes controlar essa tensão desmedida, que virou a doença do século. Também sou uma vítima dele, não posso negar.

RELAXAR AS COSTAS E LIBERAR A TENSÃO MUSCULAR FAVORECE A DRENAGEM DA LINFA.

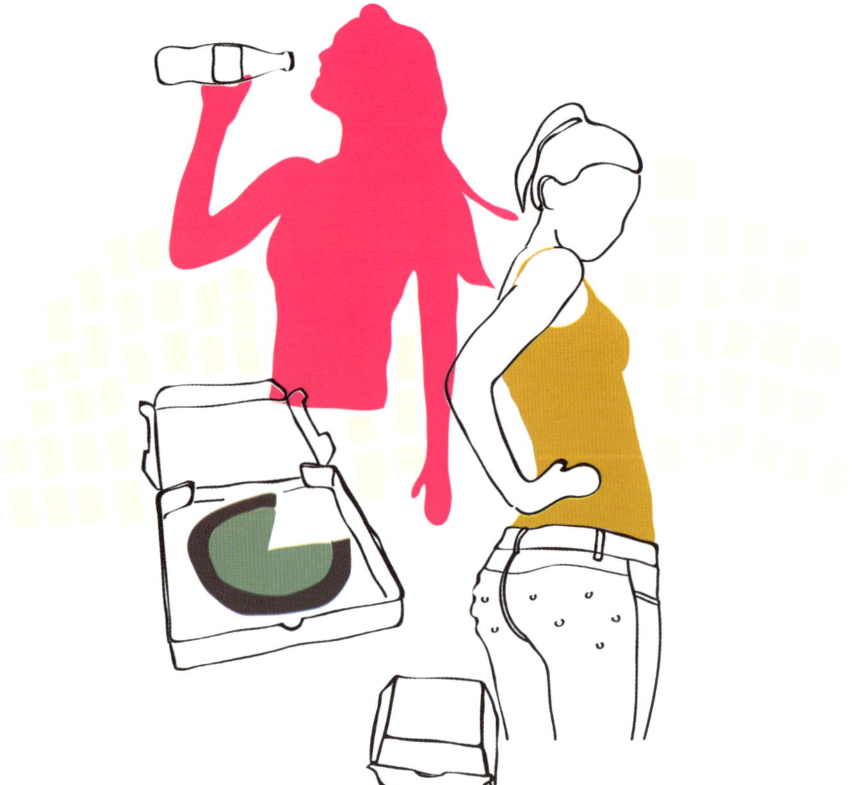

CELULITE,
A DOENÇA DO SÉCULO

ENTENDA DE UMA VEZ POR TODAS POR QUE A CELULITE APARECE, QUAIS SÃO OS VILÕES QUE FAVORECEM SEU SURGIMENTO E COMO A DRENAGEM LINFÁTICA PODE COMBATÊ-LA.

Além do sistema gastrointestinal deficiente, há outros sinais claros que o corpo nos dá quando está em desequilíbrio, e é preciso remontar o quebra-cabeça dos nossos hábitos e estilo de vida. Um dos avisos mais frequentes é a celulite, que aparece principalmente nas mulheres, embora acometa também os homens.

A celulite, conhecida como lipodistrofia ginoide, é uma das doenças mais comuns do século XXI. Sim, ela é considerada doença e as especialidades médicas geralmente envolvidas no tratamento da celulite são a endocrinologia, a dermatologia e a angiologia.

Esses nódulos e ondulações na pele, que a deixam com aparência de uma casca de laranja, podem ocorrer em mulheres das mais variadas idades e de diferentes tipos de corpo, inclusive as muito magras. Atualmente, a celulite está surgindo cada vez mais cedo, inclusive no corpo de meninas e adolescentes. Isso porque, na puberdade, o estrogênio (hormônio feminino) passa a ser produzido em maior quantidade, fazendo com que aumente a retenção de líquido e provocando uma concentração de gordura em regiões como pernas, abdômen, quadris, culotes, nádegas e coxas.

Normalmente, as células de gordura recebem oxigênio e nutrientes e liberam água e toxinas. Quando não se consegue mais estabelecer esse mecanismo, as toxinas se acumulam nessas células, que incham e comprimem os vasos sanguíneos, causando alteração de tecidos elásticos como elastina e colágeno.

AS CAUSAS DA CELULITE SÃO VARIADAS, MAS UMA DAS PRINCIPAIS É A ALIMENTAÇÃO INDUSTRIALIZADA, REPLETA DE GORDURAS, AÇÚCAR, SAL E ADITIVOS QUÍMICOS, ALÉM DOS HORMÔNIOS DAS CARNES E DOS AGROTÓXICOS PRESENTES NAS VERDURAS, LEGUMES E FRUTAS.

Ao longo de todo o livro insisto em destacar os malefícios dos agrotóxicos para o nosso corpo, pois são venenos tão fortes que, para aplicar nas plantas, os agricultores precisam usar uma parafernália de equipamentos, caso contrário essas substâncias podem queimá-los e até matá-los. Se puder, evite completamente a ingestão de verduras, legumes e frutas tratados com agrotóxicos.

Outro problema da alimentação moderna e ocidental é a quantidade de açúcar (especialmente nos produtos industrializados, que vêm também com muito sal). O pesquisador americano Robert Lustig, endocrinologista da Universidade da Califórnia, em São Francisco, em sua palestra *Sugar: the bitter true* ("Açúcar: a verdade amarga"), compara a substância a uma droga: para ele, o açúcar causa dependência e deveria ser proibido para menores de 21 anos, como o cigarro e o álcool. Além disso, o uso frequente pode causar diabetes, doenças cardíacas, câncer, obesidade, entre outras doenças. "Não precisamos de frutose para viver", diz o Dr. Lustig, que em uma entrevista para a *Folha de S. Paulo* ainda afirmou:

> "Meus estudos mostram as similaridades entre frutose e álcool. Eles são metabolizados da mesma forma, no fígado. E nós sabemos qual é o limite de toxicidade para o álcool: 50 g. A epidemia de obesidade começou quando o consumo de frutose ultrapassou os 50 g por dia [ou 100 g de açúcar, o mesmo que duas latas e meia de refrigerante]."
>
> LUSTIG, Robert. Açúcar causa dependência como álcool e cigarro, diz médico. [24 jul. 2011] São Paulo: *Folha de S. Paulo*. Entrevista concedida a Patrícia de Campos Mello. Caderno Equilíbrio e Saúde.

Se, para as gerações passadas, tomar um refrigerante ou comer um salgadinho era uma exceção, algo para acontecer em um fim de semana ou num dia de festa, hoje, infelizmente, esses hábitos viraram rotina para muita gente. É uma pena, porque esse estilo de vida coloca em risco a saúde dos pequenos. Muitas pessoas não costumam ler os rótulos dos produtos, mas é bom saber que, além do açúcar, também os corantes, aromatizantes, conservantes, antioxidantes e estabilizantes – que aparecem em nomes codificados nos rótulos, sempre em letras minúsculas, para se tornar imperceptíveis para o consumidor – causam vários problemas se ingeridos com frequência.

Só para se ter uma ideia, os corantes, encontrados na grande maioria dos alimentos industrializados, causam alergias, problemas digestivos e até neurológicos. Os conservantes – que fazem os produtos durarem mais sem estragar e estão em sucos concentrados, pães, farinhas, chocolates, entre milhares de itens – são carcinogênicos. E outros componentes de alimentos industrializados também causam diversos problemas de saúde. É melhor fazer um pudim ou bolo em casa, ou substituir o hambúrguer da rede de *fast-food* por aquele caseiro, feito na hora com carne fresquinha. As novas gerações vão agradecer!

Só uso adoçantes à base de estévia e filtros de água dos melhores e mais caros, dos quais a água demora para sair. Sou contra os galões porque, em geral, desconhecemos a origem dessa água.

Se você não gosta de estévia, use mel para adoçar. Pesquisadores da Fundação Ramazzini, em Bolonha, na Itália, realizaram um estudo no qual comprovaram que o adoçante sintético aumenta o risco de câncer em cobaias. Eles misturaram doses diferentes de aspartame na ração de 1,8 mil cobaias por três anos – seu tempo de vida. A pesquisa indicou que uma a cada quatro cobaias fêmeas (25%) teve leucemia. Elas consumiram a metade do que é permitido aos seres humanos. Há outros estudos que falam dos malefícios do aspartame. Diante disso, o melhor é mesmo evitar.

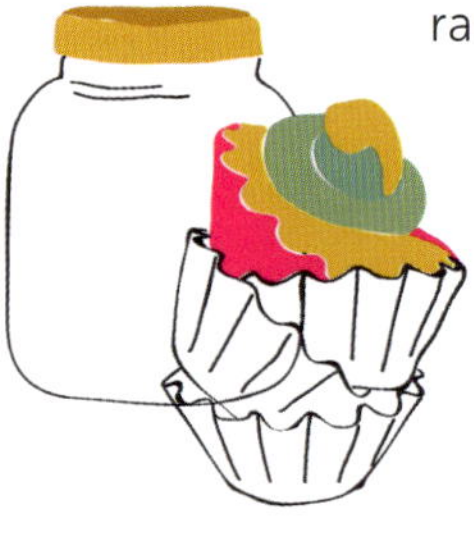

Nos Estados Unidos, há uma campanha para banir o aspartame e outros adoçantes sintéticos do mercado. De acordo com os pesquisadores, eles causariam, além de câncer, mal de Alzheimer, esclerose múltipla e doenças cardiovasculares. A classe médica se divide nessa polêmica e há quem ache que esses estudos não são "conclusivos".

Por que o adoçante é tão necessário? Você pode substituí-lo, e não é só no suco ou no café: evite também os refrigerantes *diet* e *light*, que vêm cheios dessas substâncias. Invista em sucos de frutas vermelhas, blueberries (mirtilos) e uvas, que contêm antioxidantes e, por isso, ajudam a combater os efeitos dos agrotóxicos.

CELULITE **NÃO É GORDURA**

A celulite aparece por causa de um desequilíbrio do organismo que envolve a circulação sanguínea, a produção hormonal e a formação das camadas da pele. Resumindo, ela é uma "sujeira" que o organismo encapsulou para se defender. Nosso corpo identifica o agente agressor e usa fibrose para isolá-lo, como forma de defesa. Depois do encapsulamento, se não cuidarmos do problema, o organismo produz mais fibrose para isolar os agentes agressores: dessa forma a camada de fibrose aumenta, comprime vasos, veias e capilares linfáticos, e infiltra-se no edema até lesionar a pele, tracionando-a. É assim que aparece o nosso tão conhecido "buraco" na pele.

É NECESSÁRIO DRENAR ANTES DE TER CELULITE, DE FORMA PREVENTIVA, PARA NÃO CHEGAR AOS ESTÁGIOS MAIS AVANÇADOS, NOS QUAIS É MUITO MAIS DIFÍCIL E DEMORADA A SUA REMOÇÃO E, ÀS VEZES, IMPOSSÍVEL.

Tomar hormônios ou antidepressivos e fazer drenagem prejudica muito o resultado. Mesmo assim é importantíssimo receber a drenagem regularmente nesses casos.

A celulite dói e incomoda. Em certo grau, chega até a limitar os movimentos, a perna pesa e não dá ânimo para caminhadas, nem para levantar do sofá. As células do tecido subcutâneo, que atingem a gordura localizada logo abaixo da pele, ficam inflamadas inicialmente.

Isso acontece principalmente nas coxas, no quadril e no abdômen, mas normalmente a primeira celulite sempre surge na banana, abaixo do glúteo, região de menor circulação. As causas são variadas: predisposição genética, alterações hormonais e circulatórias, má nutrição, fumo, sedentarismo, álcool, uso de pílulas anticoncepcionais, antidepressivos, sal, açúcar, gordura, fritura, conservantes, agrotóxicos, estresse...

TUDO BEM, QUASE TUDO DÁ CELULITE, MAS SE VOCÊ DRENAR LOGO NO INÍCIO, OU DRENAR INSISTENTEMENTE ATÉ A CELULITE SUMIR, FUNCIONA!

Notamos que muitos homens também têm celulite, nos glúteos, na barriga, na lateral da barriga e, às vezes, até nas pernas. Homens têm problemas graves de retenção de líquido e muitos desenvolvem a ginecomastia, que é o aumento das mamas no homem, assemelhando-se aos seios femininos. Em geral, esse problema é causado por excesso de hormônios.

Muita gente acha que celulite é gordura, mas não é. Quem tem gordura localizada pode ter a pele homogênea, sem nenhuma alteração, com a superfície totalmente lisinha. As células adiposas estão aumentadas em quantidade e tamanho, mas não sofreram alteração. Já quem tem celulite apresenta células adiposas com alterações na forma e volume, além de fibras colágenas com problemas que vão do espessamento à fibrose.

Por isso, o tratamento para a celulite não é o simples emagrecimento. Envolve uma série de passos que incluem alimentação equilibrada, programa de exercícios e drenagem linfática manual, além da mudança de hábitos de vida e muita disciplina. O excesso de gordura corporal, a ação hormonal e até fatores genéticos podem levar ao depósito de tecido gorduroso em regiões específicas do corpo, como coxas, culotes, abdômen e braços. Mas a celulite mais difícil de sair é a das magras, acredite.

A celulite tem vários estágios e diferentes sintomas. Nos processos mais avançados a dor é comum, assim como o inchaço nas pernas e o aparecimento de microvarizes. Mas ela pode ser tratada, amenizada e reduzida com a drenagem, se for feita de forma regular e disciplinada, pelo menos três vezes por semana – ou três horas por semana, que podem ser feitas no mesmo dia, em duas horas, com uma hora de *four hands* (uma drenagem a quatro mãos que trabalha bilateralmente o corpo e traz ótimos resultados).

Dissolvemos e desinchamos a célula da gordura localizada modelando todo o corpo e deixando a pele uniforme, oxigenada e mais lisa. Confesso que a primeira drenagem modeladora é a mais dolorida, mas lembre-se de que a dor não é por causa da drenagem, e sim por conta da celulite e das obstruções circulatórias.

Para eliminar a celulite precisamos romper essa cápsula de fibrose que a envolve, por isso temos que exercer pressão no local da celulite. Quando ela rompe, ficam alguns hematomas, superfavoráveis para o desaparecimento da celulite. Quanto mais celulite a pessoa tiver, mais roxa irá ficar, e quanto mais roxinha ficar, mais rápido irá desaparecer a fibrose, que causa a celulite. Esse é o grande segredo para eliminar ou amenizar o problema.

Mas tome cuidado, pois só um profissional qualificado sabe onde pode pressionar e onde pode ficar roxo: só nos lugares que têm as afecções celulíticas. Com isso também diminui a flacidez, pois antes a pele lesionada não aderia à musculatura. Eliminamos o edema e a celulite, deixando sua pele sadia e devolvendo o tônus. Os cremes com princípio ativo ajudam nesse processo, mas não causam o resultado desejado se usados isoladamente.

A celulite é a evidência, manifestada na pele, do excesso de toxinas, por conta do desequilíbrio dos nossos órgãos excretores, que são o intestino, o fígado, os pulmões, os rins e a pele.

Estas bolas de sujeira – os *clusters* e miogeloses – são produzidas pelo organismo, que faz isso para se defender das toxinas, mostrando que a circulação está comprometida por que está comprimida. Não há oxigenação, por isso, drenar é preciso!

Eu prefiro uma gordinha renascentista tipo Botticelli, cheia de curvas, mas sem celulite, do que uma magra cheia de celulite, flacidez e manchas na pele. Aliás, será que os pintores renascentistas é que não enxergavam os furinhos nos corpos das suas musas ou as mulheres da época não tinham celulite mesmo?

Em pleno século XXI, com esse padrão inatingível e frustrante de mulheres magérrimas e/ou com músculos definidos, não adianta dizer que a celulite é um charme. Não é. Também não passa despercebida nas praias e piscinas. E dizer que os homens não ligam é uma mentira: não são neuróticos como nós, mulheres, mas bem que preferem um corpo lisinho.

Drenar é importante porque livra o organismo dessas toxinas e faz os órgãos de eliminação funcionarem de forma orquestrada e eficaz. A pele fica mais lisa e uniforme, mais firme e oxigenada. Com o tempo de drenagem e a dedicação da paciente, os resultados são incrivelmente bons. E uma coisa é certa: com um bumbum liso você se sente muito mais poderosa!

PARA UM **RESULTADO RÁPIDO**

No início do tratamento, ou quando a pessoa quer perder medidas rápido, recomendamos realizar pelo menos quatro horas por semana, que podem ser: duas vezes por semana, por duas horas seguidas; ou duas vezes por semana, por uma hora, com dois profissionais (*four hands* – esse tipo de drenagem causa um resultado intenso, pois conseguimos trabalhar o corpo todo, atingindo todas as regiões e causando um estímulo dobrado).

Pode-se também fazer a drenagem linfática *six hands*, com três profissionais, o que potencializa ainda mais o resultado, pois três profissionais juntos equivalem a três horas na semana e o resultado é incrível. Ganhe tempo e resultados!

CIRURGIA PLÁSTICA

A cirurgia plástica e os procedimentos dermatológicos podem ser muito benéficos, mas devem ser feitos comedidamente, na hora e no lugar certos, e principalmente com o profissional certo. Caso contrário, irá criar o maior estresse da sua vida se a cirurgia der errado, pois é irreversível. Não pense que, em alguns casos, o retoque fica bom, pois a verdade é que fica muito pior.

Não faça uma "lipo" em cima de outra "lipo", nem logo em seguida: seu corpo ficará crespo, cheio de fibrose que não poderá mais ser eliminada, e você ainda pode ganhar pelos em excesso na região lesionada. Com a drenagem é possível amenizar e aliviar vários desses problemas, mas nunca fica tão bom como se a pessoa não tivesse feito nada. Por isso, pense duas vezes antes de se deitar na maca e "entrar na faca". A cirurgia plástica não é um processo corriqueiro, é algo invasivo e definitivo, que irá deixar marcas no seu corpo e na sua história.

Quanto menos gordura você tem para eliminar em uma lipoaspiração, maior é o risco de ganhar fibroses e o resultado ficar ruim. Já tive pacientes magras que fizeram lipoaspiração três vezes no mesmo lugar: uma pele acabou grudando na outra, com aspecto semelhante a capitonê, e nasceu até cabelo na barriga. Não vale a pena.

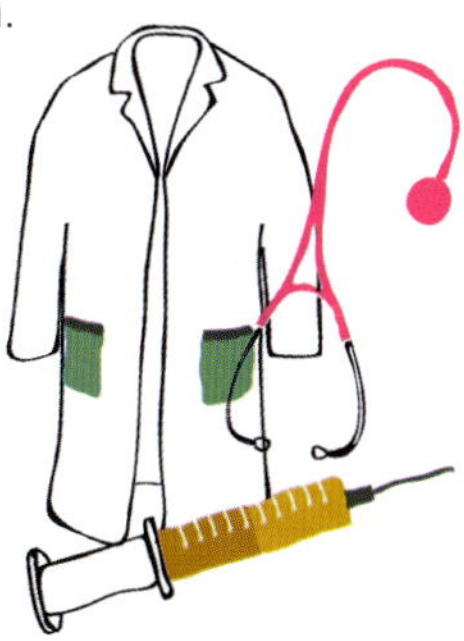

Do mesmo jeito, não adianta fazer plástica todo ano como se fosse um projeto de vida, parte da rotina anual. Muita gente faz uma cirurgia por ano, e então fica flácida, corta o corpo todo, tira quilos de pele da barriga... Mas o sistema linfático se ressente dessas agressões. Aliás, o sistema linfático fica péssimo, porque a imunidade cai e os soldadinhos não conseguem segurar o tranco dessas invasões. Com tantos inchaços e edemas, e com a circulação deficiente, o organismo fica sem energia e muito mais propenso a doenças e ao câncer.

Vamos ao dentista, frequentamos o spa, fazemos avaliação médica, mas a cirurgia plástica não pode ser banalizada e entrar no pacote de "cuidados" de rotina. É uma solução drástica, não uma prevenção, e só vale a pena quando for indicada, quando há necessidade e precisão.

Drenar depois da cirurgia plástica ajuda muito, tanto é que todos os cirurgiões recomendam a drenagem linfática manual no pós-operatório. A drenagem contribui para um retorno mais rápido da sensibilidade e ativa todo o sistema linfático, que é formado por capilares que transportam e absorvem os líquidos no interstício. Como na cirurgia há rompimento dos vasos, surgem lesões, edemas e equimoses, que precisam ser tratadas.

Com a drenagem, a pele aos poucos vai se restabelecendo e voltando ao normal, as manchas e o inchaço vão sumindo e a fibrose, que é a formação do tecido cicatricial, também. A drenagem ajuda tanto no pós-operatório imediato como no tardio. Acelera a produção de mastócitos, o que propicia o processo de reparação dos tecidos, além de estimular a ação do colágeno e a neovascularização, melhorando a elasticidade da pele.

Para quem colocou silicone nos seios, é possível drenar de forma especial: há manobras específicas de drenagem para evitar e tratar o encapsulamento de silicone. Aliás, nesse quesito vale ressaltar: mesmo quem não tem prótese deve evitar usar sutiã meia-taça com ferro e dar preferência a modelos mais confortáveis e que não apertam. Trata-se de uma medida de saúde e proteção para uma área delicada e que merece todos os cuidados. Tudo o que aperta e incomoda quando usamos deve ser evitado, pois esses são sinais de que aquilo não está fazendo bem para nossa circulação.

A gordura de nosso corpo é extremamente modelável. Como uma massinha de brincar. Se você usar roupas apertadas sempre no mesmo lugar, elas vão marcar, afundar e depois será difícil reverter.

Como a gordura da calcinha que divide cada parte do glúteo ao meio ou a do sutiã que marca ombro, costas e estômago.

Se ficar sentada em uma mesa o dia inteiro com a coxa encostada nela sempre no mesmo lugar, sua gordura irá ficar marcada, dividida ao meio, para sempre. O mesmo vale para as pernas.

ANTES DE FAZER QUALQUER PROCEDIMENTO ESTÉTICO, FAÇA O PRÉ E O PÓS-OPERATÓRIO COM A DRENAGEM LINFÁTICA MANUAL, QUE É FUNDAMENTAL PARA AJUDAR NOS RESULTADOS DA CIRURGIA.

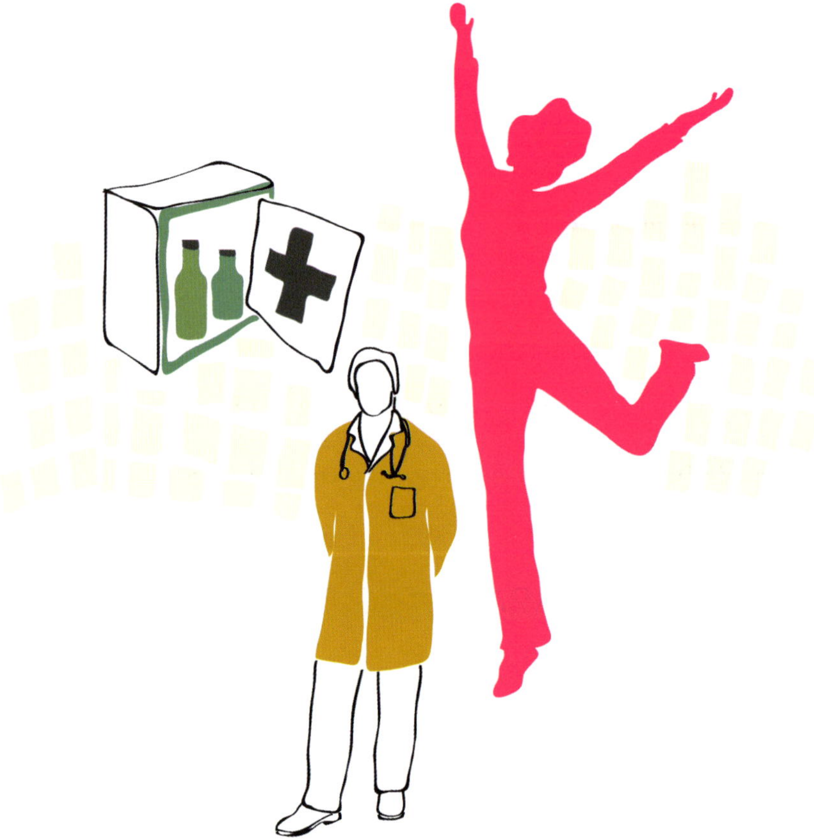

AS ONDAS **SILENCIOSAS**

DR. BRUNO CHIKLY

OUTRO MÉDICO IMPORTANTE E RENOMADO MOSTRA AQUI OS DIVERSOS BENEFÍCIOS DA DRENAGEM LINFÁTICA PARA CURAR DOENÇAS E PREVENIR OUTRAS.

O médico francês Bruno Chikly é autor do livro *Silent Waves* e criador da Terapia de Drenagem Linfática (TDL), um método de Drenagem Linfática Manual (DLM) que une as técnicas tradicionais de massagem a um nível de precisão que ele desenvolveu cientificamente, depois de anos de pesquisas. O resultado é maravilhoso.

Chikly é também um grande mestre. Tive a oportunidade de fazer um curso com esse médico brilhante, que é laureado pela Faculdade de Medicina de Paris VI, é membro da Sociedade Internacional de Linfologia (I.S.L) e é graduado pela Escola de Medicina do Hospital Saint Antoine, na França, onde também estudou endocrinologia, cirurgia, neurologia e psiquiatria. Amei a experiência de aprender com ele e sou uma grande admiradora de seu trabalho, que tem ampliado os horizontes da drenagem linfática pelo mundo, divulgando essa técnica em vários países.

Para se ter uma ideia de sua importância e pioneirismo, Chikly, que também estudou a fundo psicologia, homeopatia e medicina oriental, incluindo acupuntura e osteopatia, hoje ministra simpósios concorridos na França, Bélgica, Alemanha, Suíça, Suécia, Reino Unido, Israel, China, Cingapura, Rússia, Canadá, Brasil e Estados Unidos.

Ele acredita firmemente que a drenagem linfática pode não só prevenir doenças como curar várias delas. "A drenagem linfática manual hoje atingiu um nível de eficiência e eficácia como até então nunca houve na história da medicina. Isso porque nós incorporamos à técnica original, que um dia foi criada por Vodder, novas informações científicas sobre a linfologia e sobre o funcionamento do corpo humano", diz Chikly.

Uma das terapias de Chikly, chamada Terapia Craniossacral, usa vários ritmos, direções e pressões no sistema craniossacral – crânio, coluna vertebral e sacro –, solucionando problemas como dores crônicas, enxaquecas, depressão e disfunções neurológicas. Bruno Chikly explica que a drenagem linfática previne vários problemas de saúde, entre os quais os distúrbios cardíacos, vasculares e cerebrais. Isso porque a drenagem auxilia o trabalho de bombeamento sanguíneo, o que favorece a circulação e o bom funcionamento de todos os órgãos.

Para entender melhor esse processo, é preciso saber que o sistema circulatório, formado por artérias, veias, vasos linfáticos e coração, é auxiliado pelo bom funcionamento do sistema linfático. Isso acontece porque o coração funciona como uma bomba que, a cada sístole ventricular (contração do coração), impulsiona o sangue para a aorta, que então propaga o sangue para todo o corpo. O retorno desse sangue para o coração é feito pelas veias com a ajuda do sistema linfático, que transporta a linfa, a qual, por sua vez, tem o papel de reabsorver líquidos e proteínas, completando assim todo o ciclo.

A DRENAGEM LINFÁTICA É, PORTANTO, IMPORTANTÍSSIMA PARA AUXILIAR NESSE TRANSPORTE BEM-SUCEDIDO DA LINFA, ALÉM DE FORTALECER O SISTEMA IMUNOLÓGICO.

Com a circulação sanguínea favorecida, evitam-se problemas como varizes, flebites e até tromboses, decorrentes da circulação deficiente. Acontece a nutrição e oxigenação do coração e de todo o sistema vascular.

No caso do cérebro, além de a drenagem estimular o trabalho da parede vascular e da zona perivascular dos vasos sanguíneos do cérebro, ela tem uma ação sedativa que faz eliminar a dor, especialmente em casos de cefaleias e enxaquecas. Pode-se evitar, diminuir a intensidade das dores de cabeça e também tratá-las durante as crises.

Conforme Bruno Chikly explica em seu livro, muitas estruturas nervosas do cérebro são vascularizadas pelo sistema linfático e há uma relação profunda entre a linfa, o fluido cerebroespinhal e outros fluidos intersticiais do cérebro. "O sistema linfático está perto e universalmente conectado à medula espinhal e todos os outros nervos, longos ou curtos, separados ou não, todos eles bebem das águas do cérebro", ele diz. Assim, fica provada a importância do

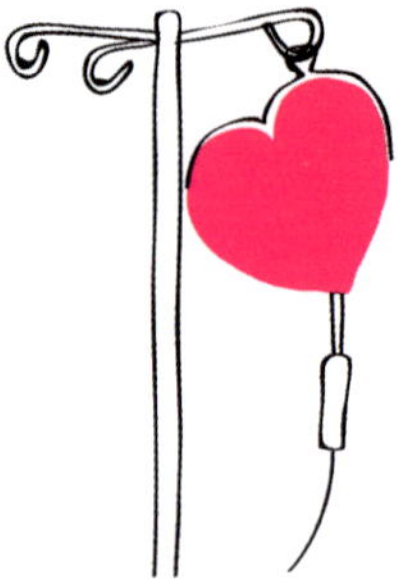

bom funcionamento do sistema linfático para a saúde do corpo e a prevenção de doenças. E a drenagem é o melhor jeito de manter esse sistema complexo em harmonia.

O que há de mais interessante no trabalho desse médico é que ele traça um "mapa linfático" no corpo do paciente e encontra as vias mais eficientes para drenar os líquidos estancados e fazer escoar as toxinas, de acordo com o perfil de cada um. E também ensina seus alunos a encontrar o ritmo e a pressão mais adequados ao paciente.

Por ter um conhecimento amplo e profundo em diversas áreas da saúde, o Dr. Chikly, que hoje mora no Arizona, Estados Unidos, conseguiu motivar os principais médicos americanos sobre a importância da drenagem nos processos de tratamento e cura. Em seu livro, especialistas renomados falam do uso da DLM nos tratamentos de pacientes, e toda a sua técnica tem embasamento científico: uma ciência de ponta que comprova a eficácia da drenagem linfática manual.

"Todo o sistema linfático é uma complexa rede formada por muitas estruturas: órgãos, tecidos, vasos e condutos linfáticos. Os capilares, os vasos e os condutos linfáticos só servem de transporte. Os órgãos, os gânglios e os tecidos linfáticos são os responsáveis por processar a linfa e, em seu caso, de pôr em marcha mecanismos que reajam a seus conteúdos. As funções imunitárias podem ter êxito ou fracassar, segundo a integridade do sistema linfático. Isso é razão suficiente para estudarmos com profundidade esse sistema fabuloso e poderoso. Quando a circulação linfática diminui, a regeneração das células se torna menos eficaz, já que as toxinas e proteínas se acumulam ao redor das células. A drenagem linfática manual pode ajudar a corrigir inúmeras doenças, bem como manter a saúde do corpo", diz Chikly.

Segundo ele, ao longo da história, as autoridades médicas foram lentas para reconhecer o sistema linfático como uma entidade específica e vital no funcionamento do corpo. "A razão principal é a transparência da linfa e a finura dos vasos linfáticos, que eram difíceis de ver até nas dissecações. Mas toda a beleza e a profundidade do sistema linfático estão felizmente sendo conhecidas agora. Quanto mais nós compreendemos como funcionam os fluidos silenciosos do corpo, mais entendemos sobre a essência da vida. O mundo todo está redescobrindo o poder do toque e a oportunidade de poder diagnosticar, prevenir e tratar os mais variados problemas com a drenagem, para que as pessoas vivam melhor", afirma.

NOS HOSPITAIS: **CURA E BEM-ESTAR**

Como Chikly, eu também acredito que a drenagem deve ser incorporada na rotina da medicina, nos consultórios e dentro dos hospitais, porque essa técnica tem muito a contribuir não só para a prevenção de problemas como também para o tratamento. Mas lembre-se: com profissionais muito bem treinados.

Na Europa isso já é uma realidade, especialmente em países como França e Itália. Nos Estados Unidos, médicos de várias especialidades também têm comprovado o efeito da drenagem linfática e adotado a técnica como tratamento complementar. E na Argentina há grandes médicos como o Dr. Raul Beltramino, de Tucumán. Esses médicos fazem a consulta e drenam em seguida, ou seja, além de auscultar e aferir a pressão, eles drenam o paciente, como parte dos procedimentos médicos. Simples assim. Já imaginou isso? Hoje em dia grande parte dos médicos nem toca em você para fazer o diagnóstico!

É uma prática eficiente; mais eficiente do que aquele calhamaço de pedido de exames que recebemos de um médico que mal levanta os olhos para nos olhar o rosto. Às vezes estamos tão estressadas, que se um médico nos der um pouco de atenção, colocar a mão como impostação de cura, olhar no olho, já nos ajuda muito. Dá vontade de dizer: "Não me trate como mais um número e não ache que eu não tenho nada e estou com 'virose' ou estressada. Eu preciso de sua atenção e do seu toque neste momento, e de seu diagnóstico".

Em geral esse tipo de médico enche o paciente de remédios, de soro e pronto. Intoxica a pessoa ainda mais. As receitas já estão prontas, e ele não vai prescrever uma para cada um, de forma personalizada... E isso pode acontecer tanto na rede pública como na privada.

Em maus momentos da minha vida já cheguei ao hospital várias vezes com todos os sintomas de infarto: pressão alta, taquicardia, sem sentir o braço esquerdo, chorando; e, afinal, era uma crise de estresse, eu não tinha nada. Mas, graças a Deus, ainda existem muitos médicos maravilhosos à moda antiga, e são esses que devem ser lembrados e louvados. Eles trabalham com devoção e amor, e se desdobram para dar o melhor tratamento para o paciente. É aquele médico que você adora ver e sente falta quando não vai.

E quando esse tratamento inclui ainda o cuidado especial da drenagem linfática, aí o ganho é muitíssimo maior. Imagine só um paciente acamado tomando soro e com as defesas do organismo diminuídas, que trazem escaras, dores e tudo o mais. O que esse paciente mais precisa é de um estímulo na sua circulação e na sua energia. Basta um dia acamado tomando soro para ficar com o corpo todo inchado.

A DRENAGEM É FUNDAMENTAL PARA REGENERAR A PELE E DINAMIZAR A CICATRIZAÇÃO, ALÉM DE EXERCER AÇÃO SEDANTE AO LIBERAR ENDORFINAS, E AÇÃO RELAXANTE QUE AMENIZA AS DORES.

A drenagem também é incrível para eliminar os radicais livres, que além de causar envelhecimento nos tecidos, ainda tornam as nossas articulações muito mais rígidas. Os radicais livres são produzidos dentro do nosso organismo, formados naturalmente durante a respiração e a digestão. Todos produzem radicais livres, basta respirar, se alimentar.

Quando se encontram em excesso no organismo causam, além do envelhecimento da pele e dos órgãos, doenças crônicas e outros problemas. A melhor proteção contra os radicais livres é manter uma vida saudável, consumir alimentos antioxidantes, os de cores escuras roxas e avermelhadas (frutas, leguminosas, cereais e hortaliças), que fortalecem o sistema imunológico, e investir em exercícios físicos e drenagem linfática. Essas atividades neutralizam a ação desses vilões e fortalecem o nosso sistema linfático. O resultado é o bem-estar e um organismo com menos risco de doenças.

Mas quando a pessoa está doente e, ainda por cima, acamada em um hospital, a necessidade de drenar fica ainda maior. O ideal mesmo – e eu sei que isso não está longe de acontecer – seria manter nos hospitais equipes constantes com profissionais especializados em drenagem, como parte do protocolo, e também de ozonoterapia e hidrozonioterapia, que recupera doenças de pele.

A fisioterapia já faz um trabalho lindo em hospitais, mas não drena com assiduidade os doentes acamados e impõe muitas restrições para realizar a drenagem linfática. Muitos doentes chegam a chamar o seu profissional para drená-los.

Eu passei por uma situação dessa quando minha mãe entrou em choque séptico por inalação de uma bactéria desconhecida. O organismo dela parou: o rim parou e a circulação também. Em dois dias, os pés e as mãos de minha mamãezinha ficaram pretos. É claro que eu pedi permissão para os médicos para iniciar o processo de drenagem, com medo de uma gangrena, mas eles me proibiram! Acharam que como filha eu estava agindo com emoção e nunca ouviram falar da drenagem em acamados da UTI.

Eu já intuía que minha mãe não viveria mais, não tinha defesa linfática para uma colônia de bactérias tão violentas; mesmo assim eu drenei. Como ela sempre amou minha mão e minha drenagem, drenei seus pés e mãos e, após uma hora, a cor e a circulação dos membros voltaram ao normal. Infelizmente ela se foi em quatro dias, mas não sofreu um segundo de dor.

Desengasge, cuspa, grite, pule, chacoalhe todo o seu corpo e abane o seu rabinho, mude o estado de espírito, se desgrude de suas aflições, desinche sua alma.

A DRENAGEM E A **FLEBOLOGIA**

Tive uma oportunidade incrível de estudar também com o médico argentino Raul Beltramino, que é especializado em drenagem e flebologia (o estudo das veias e dos vasos). Na Argentina, é muito comum encontrar médicos drenadores, que resolvem os problemas de seus pacientes exclusivamente com os benefícios da drenagem linfática manual. E Beltramino é um deles, um dos mais respeitados do país. Ele se debruça cada vez mais no estudo de edemas e linfedemas e na relação da saúde das veias e vasos com o sistema linfático.

Beltramino recebe muitas pacientes em processo pós-cirúrgico, inclusive pacientes mastectomizadas. E com a drenagem consegue devolver a circulação saudável e eficiente a essas pessoas que antes sofriam com o sistema venoso comprometido.

Segundo Beltramino, a drenagem pode ser usada amplamente na medicina e é uma das melhores técnicas de saúde preventiva. Processos inflamatórios (linfagites e erisipelas), problemas de insuficiência venosa crônica e mesmo cicatrização de úlceras venosas podem ser resolvidos com a drenagem linfática manual. Ele lembra que, para ajudar a manter o sistema linfático saudável, além de drenar e se exercitar, é preciso evitar roupas muito justas e apertadas, que obstruem o sistema linfático.

É o caso de roupas íntimas (calcinhas, sutiãs e mesmo cuecas) e também das gravatas – a peça básica dos executivos e homens de negócios é extremamente prejudicial para o sistema linfático se usada com frequência, pois comprime o pescoço e, consequentemente, a garganta; atrapalha a passagem do ar, o que é fundamental para respirar profundamente, e restringe a circulação natural do sangue e do fluido linfático.

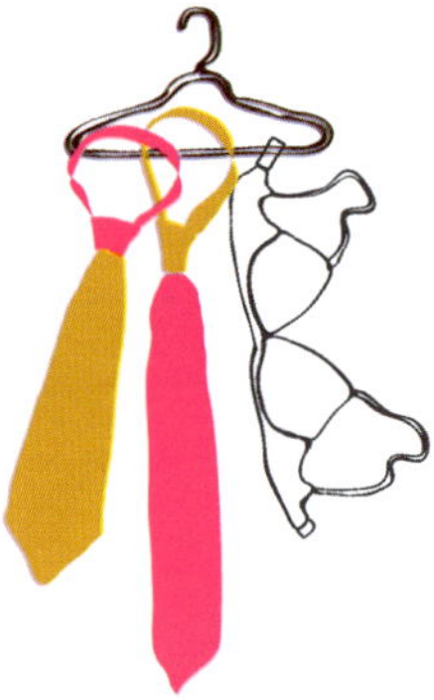

Uma pesquisa recente, realizada por Sydney Ross Singer e Soma Grisniaijer, demonstrou que mulheres que usam sutiã 12 horas por dia são 21 vezes mais propensas a contrair câncer no seio do que aquelas que usam menos de 12 horas por dia. E as mulheres que usam sutiã mesmo na hora de dormir são 125 vezes mais propensas do que aquelas que não o usam. Analogamente, câncer nos testículos tem sido relacionado a cuecas apertadas.

ROUPAS MUITO JUSTAS E APERTADAS PREJUDICAM O SISTEMA LINFÁTICO, RESPONSÁVEL POR EVITAR AS TOXINAS CAUSADORAS DE CÂNCER.

FIBROMIALGIA: A DRENAGEM É UM SANTO REMÉDIO

Aprendi muito tirando as dores da minha mãezinha, a vida todinha dela, que sempre teve fibromialgia. Todos os dias ela sentia dores em todo o corpo e me pedia ajuda. Cada dia era uma dor diferente, em algum lugar inusitado.

Minha mãe também foi minha cobaia. Tudo o que eu aprendia ou intuía eu testava nela. Tenho que informar que também sou uma fibromiálgica como minha mãe. Se eu não dreno, não me mexo. Se eu dreno, fico sem dores.

Quando abri a Hara e ela começou a frequentar regularmente a clínica, as dores diminuíram muito. Como minha mãe e todas as fibromiálgicas, eu indico a drenagem para liberar endorfina, amenizar a inflamação e causar analgesia.

A drenagem linfática alivia muito os sintomas dessa doença que afeta principalmente as mulheres – a proporção é de 20 mulheres para cada homem – e atinge cerca de 4 milhões de mulheres no Brasil. As dores não são fáceis, pois atingem o corpo todo, muitas vezes não deixam a pessoa dormir direito, e até atrapalham a respiração. A sensação é semelhante à de ter alguém te cutucando com uma agulha grossa o dia todo. E a dor pode ser na cabeça, nas articulações, no pescoço, nos ombros, nas mãos, nas costas, nos pés...

Eu controlei muito a minha fibromialgia com a drenagem, então hoje tenho uma dor moderada. Mas se fico um tempo sem drenar (por exemplo, se vou viajar a trabalho por um longo período), a dor vem forte. Os médicos dizem que fibromialgia não tem cura, mas você pode controlar os sintomas e viver bem, desde que faça exercícios dentro da água, tenha boa alimentação, tome sol regularmente, procure um ortomolecular para administrar vitaminas. E faça drenagem.

É LÓGICO QUE, SE PUDER TAMBÉM SE TRATAR COM A MEDICINA ALTERNATIVA, MELHOR AINDA, MAS DEVE SER COM DISCIPLINA E FREQUÊNCIA, COMO TUDO NA VIDA.

A medicina ortomolecular também ajuda bastante, e é fundamental. O importante é não abusar dos analgésicos, anti-inflamatórios, antidepressivos, porque senão vira um vício, e aí a dor emocional da dependência é ainda pior. Esses medicamentos são apenas paliativos.

A drenagem, que ajuda a aliviar os sintomas da fibromialgia, pode ser feita desde a cabeça e o pescoço até os pés: o corpo todo relaxa e melhora com os movimentos suaves e ritmados. A drenagem relaxante e terapêutica é parte importante do tratamento da fibromialgia, pelo menos uma vez por semana ou uma vez a cada quinze dias. Também são indicados tratamentos dentro da banheira ou da piscina, e caminhada diária. Nada de exercícios exagerados ou com peso.

Quem tem fibromialgia costuma ter alta sensibilidade à dor e baixos níveis de serotonina no organismo. Os exercícios não podem ser extenuantes porque isso prejudica o metabolismo da fibra muscular e favorece o acúmulo de substâncias que levam à dor. Em alguns casos a esteira pode lesionar mais ainda sua musculatura, favorecendo a inflamação.

Estudos científicos são favoráveis a exercícios leves, progressivos, em pequena quantidade, mas que sejam realizados diariamente, de modo regular e obedecendo a uma sequência programada de forma personalizada.

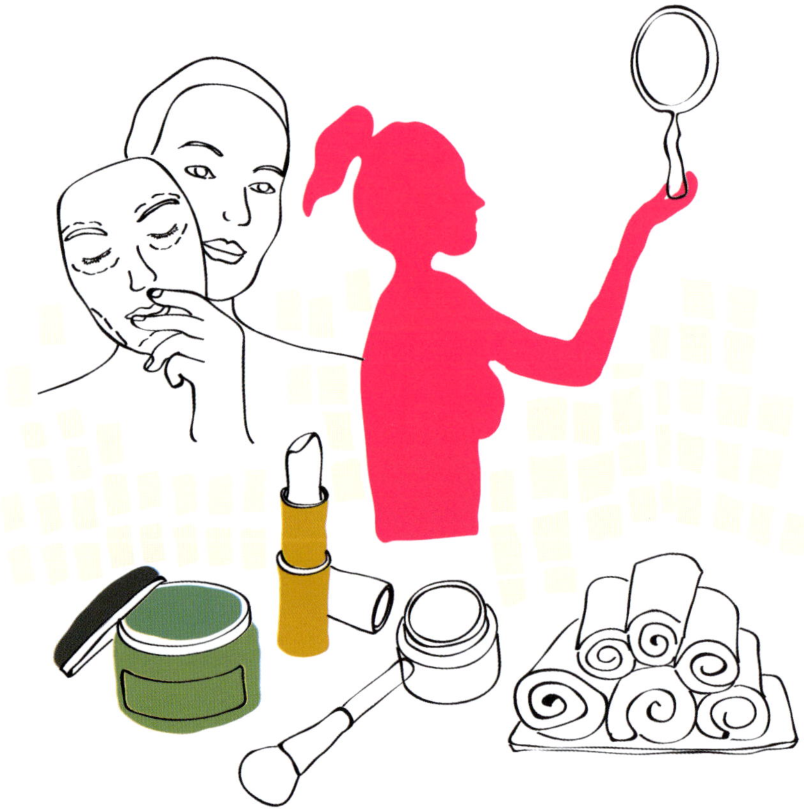

DRENAGEM NO ROSTO: PELE LINDA E MACIA

CIRURGIA PLÁSTICA
PARA MIM TEM OUTRO NOME:
DRENAGEM LINFÁTICA.

Quero ressaltar o milagre que a drenagem facial faz em sua pele. Todos os dias, tento convencer minhas pacientes de que elas têm de fazer facial para o resto da vida para ter sempre a pele jovem e saudável. Tento convencê-las a não pensar só na celulite e no corpo, mas sim no rosto, que é o espelho de nossa alma e que é a primeira impressão que as pessoas têm quando nos olham. Tem que fazer a facial uma vez por semana, sempre!

A drenagem linfática do rosto também é importante para manter a pele oxigenada, vigorosa, firme e macia – especialmente para quem fuma. O cigarro e o sol destroem a epiderme, derme e hipoderme, a camada mais profunda da pele, que fica com a cor acinzentada, ressecada, marcada, enrugada e sem vida. Uma folha de papel amassada e queimada.

Quando a pessoa não faz drenagem ou mesmo a oxigenoterapia, que é outra técnica fundamental para renovar o oxigênio, a pele mancha, degrada e envelhece. Por isso eu sempre recomendo para todos os fumantes essa oxigenação, que pode ser da drenagem linfática ou da oxigenoterapia. E, claro, se quiser fazer em hospital pode ser até a hiperbárica, uma terapêutica de inalação de altas doses de oxigênio, na qual a pessoa inala oxigênio puro dentro de uma câmara hiperbárica pressurizada. Essa inalação de oxigênio puro, dentro da câmara, acelera a recuperação do tecido. Por isso ela também é indicada para casos de cicatrização e de epitelização, que é a formação de pele nova. Acaba sendo importante depois da cirurgia plástica, principalmente quando o paciente é fumante ou tem predisposição a queloide ou má cicatrização.

QUEM FUMA TEM QUE DRENAR PORQUE A PELE VAI MANCHAR, DEGRADAR, DETERIORAR, ENVELHECER.

Mas quem não é fumante também precisa. Com o nível de poluição nas alturas nas grandes cidades, a pele sofre os efeitos de agentes agressores como fumaça, poeira e gases, e se torna mais suscetível a alergias e irritações variadas. A respiração deficiente também deixa a pele desgastada e sem vida. Para oxigená-la de forma satisfatória é importante drená-la com frequência. O resultado é incrível.

Recomendo a drenagem linfática facial modeladora, que tem o poder de modelar todo o rosto, eliminando olheiras, inchaços, bolsas nos olhos, marcas de expressão e gordurinhas que tanto enfeiam a nossa expressão, como as que às vezes se encontram nas bochechas. A drenagem facial faz voltar a forma natural de seu rosto, antes perdida pela gordura.

Já quem sofre com dores de cabeça crônicas ou tem sinusite deve fazer a drenagem facial terapêutica, que alivia os sintomas até daquelas enxaquecas bravas! Um tratamento eficiente é fazer a drenagem facial, boa também para tratar rinite, dores na ATM e no pescoço. De qualquer forma procure um bom ortodontista, que fará o trabalho fundamental de correções nos dentes e articulações, tratamento que chega a alinhar até a sua coluna.

A oxigenoterapia, por sua vez, é indicada para acelerar a cicatrização da pele danificada, reduzir inflamação, rugas, marcas de expressão e manchas. Ela desintoxica o tecido e atua como bactericida. Dá firmeza e elasticidade à pele, enquanto ativa a produção de colágeno e elastina. Não é limitada à face, também pode ser aplicada no corpo. Outras vantagens são a melhora da absorção de vitaminas, minerais e nutrientes e da função do cérebro e da memória. O procedimento também é recomendado para alívio de alguns danos à pele, como acne, foliculite, queimaduras, queloide, manchas, rugas e flacidez. O diferencial da oxigenoterapia, se comparada a outros antioxidantes, é que os resultados são imediatos.

DRENAGEM FACIAL COM **REFLEXOLOGIA**

Quem tem a mente muito ativa e não consegue relaxar, nem mesmo à noite, deve drenar os pés e a cabeça ao mesmo tempo: você entra em um relaxamento profundo e inexplicável, entra "em alfa"! É a drenagem facial com reflexologia. Depois desse tipo de drenagem você também pode ter ideias incríveis e muito claras, é um verdadeiro *brainstorm*! Na verdade, essa técnica é ótima para quem sofre com insônia, porque relaxa e "prepara" a pessoa para dormir como um anjo, com o corpo solto e relaxado. Se eu pudesse, faria todo dia.

Se quiser fazer todos os dias, maravilha, quem ganha é você. Tenho algumas pacientes que vêm, há 17 anos, drenar diariamente: são mulheres de aproximadamente 60 anos e parece que têm 40! Não têm uma celulite, nem excesso de gordura, retenção ou flacidez.

A PELE FALA. ESCUTE O QUE ELA TEM A DIZER

As imperfeições estéticas refletem a doença de nosso organismo, que repercute não somente na pele como também na conjunção entre órgãos, células, sistemas, tecidos, e até no nosso comportamento; afeta todo o corpo humano, que está em constante interação com o meio social e o ambiente.

É incrível constatar que tudo o que a pessoa vive reflete em sua pele, em seu tônus. Sua profissão, seus hábitos de vida, o país em que vive, a temperatura ambiente, a luz, a alimentação, o nível de estresse, o nível de sofrimento, as histórias vividas, os hormônios, os filhos, a família, a infância, enfim, tudo isso marca nosso corpo e nosso rosto. Por causa da minha experiência nesses anos todos, só de tocar a pele da paciente eu consigo detectar algumas características dela, como informações pessoais ligadas ao estilo de vida, aos hábitos alimentares, às emoções. A pele fala, o corpo grita!

Podemos diagnosticar quase todas essas características analisando somente a parte estética do corpo e do rosto. Por isso cuidar da pele é fundamental para sua saúde e para sua interação com os meios sociais. Uma aparência feliz e saudável, mesmo se sua vida estiver muito, muito difícil – a drenagem lhe proporciona isso. Quando passamos por transtornos emocionais intensos como medo, angústia, depressão, amargura, frustrações, carências, ansiedade, cansaço, decepções, brigas, traições etc., essas coisas se manifestam na pele, alterando sua vitalidade. A drenagem da linfa fica comprometida devido à tensão muscular e à alteração hormonal, que é a liberação de cortisol através da hipófise. O metabolismo fica lento e os gânglios

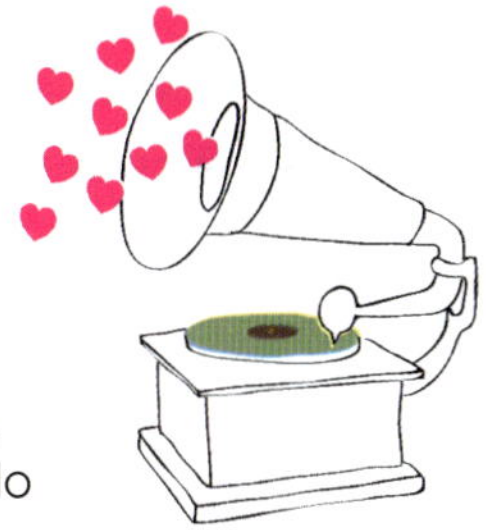

linfáticos diminuem seu trabalho. Com isso, retemos líquido, já que no organismo humano a linfa mantém o equilíbrio dinâmico em contínua troca com o interstício. Quando há desequilíbrio, surgem o edema e a inflamação. Então surge a celulite, o inchaço e as olheiras. Isso fica impregnado na pele do seu rosto e do seu corpo.

Mas é o rosto, o nosso primeiro cartão de visitas, que expõe essas deficiências e fraquezas de forma mais rápida e evidente. Afinal, saúde e estética são indissociáveis. A expressão da saúde é demonstrada pelo bom humor, pela receptividade, pelo bom senso, pelo amor-próprio e também pelo amor ao próximo. E pela pele. O seu estado espiritual se reflete na sua pele. O seu interior se reflete diretamente no exterior. Por isso, os cuidados com a saúde e a beleza se entrelaçam e se misturam: tudo o que você fizer de bom para sua alma irá se refletir positivamente no seu rosto e no seu corpo, e tudo o que você fizer de bom para o seu corpo e seu rosto irá se refletir na sua alma. Nosso corpo e nossa alma são interdependentes. Assim, bons pensamentos, boa leitura, meditação, boa música, viagens, amor, que são alimentos da alma, dão harmonia, energia e tranquilidade para seu rosto e seu corpo. Alimentação saudável, caminhadas, exercícios, drenagem linfática, banhos de mar, de cachoeira, mimos e tratamentos de estética ajudam a embelezar a alma e deixá-la mais plena.

Para que a pele do corpo e do rosto fique lisa, sedosa e macia é preciso investir em um ritual de que as pessoas em geral acabam se esquecendo, no dia a dia. Quase ninguém sai de casa sem passar hidratante e protetor solar, mas quem costuma manter a rotina de esfoliar a pele toda semana? O rosto e o corpo precisam de esfoliação para que as células mortas sejam removidas e a pele nova possa respirar e oxigenar.

Ainda não inventaram nada melhor do que a esfoliação para remover as células mortas e as impurezas da pele, acelerar a renovação celular, devolver o brilho e dar fim às áreas grossas e ásperas. Além disso, a esfoliação favorece a penetração dos princípios ativos, por isso é adotada antes da maioria dos tratamentos estéticos.

Uma vez por semana, durante o banho, faça uma esfoliação com produtos específicos para esse fim. Não faça receitas caseiras – o limão e o pepino podem causar manchas de pele. Faça movimentos suaves, circulares e ascendentes. A pele irá ficar mais macia e lisa. Outra mistura eficiente para esfoliar o corpo é a de sal grosso com óleo de amêndoas – que é seguro, é ótimo e saudável. Faça assim: em uma vasilha, misture sete colheres de sopa de sal grosso sem iodo, que é mais natural, 50 mililitros de óleo de amêndoa e dez gotas de óleo essencial de *tea tree*. Passe nas áreas grossas e ásperas do corpo em movimentos circulares.

UMA ESCOVINHA DE DENTES MACIA TAMBÉM DEVE FAZER PARTE DO SEU *NÉCESSAIRE*: E NÃO É PARA USÁ-LA NOS DENTES, E SIM NO ROSTO!

Com a escova seca, escove o rosto em várias direções, mas sempre de dentro para fora, varrendo as células mortas, principalmente na zona T: queixo, nariz e testa. Hoje é fácil encontrar em qualquer cidade escovas e rolinhos para massagear o rosto. Inclua esses apetrechos no seu banheiro e use-os regularmente. Você vai ver a diferença na pele!

Vale a pena esfoliar o corpo alguns dias antes de fazer depilação, porque essa "faxina" desobstrui os poros que prendem os pelos, encravando-os. Use a bucha de banho uma vez por semana até sua pele ficar bem vermelhinha. Outra dica importante: na hora do banho diário, lembre-se de inverter o jeito como você se ensaboa e se massageia. Tome banho de baixo para cima, que obedece ao sentido em que é feita a drenagem: dos pés para a cabeça, escovando com a bucha. Comece nos pés e vá para o coração, a mesma coisa com as mãos: vá subindo em direção ao coração.

Ao sair do banho e se enxugar com a toalha, mantenha a mesma direção, de baixo para cima. Esfolie incisivamente. Com esses movimentos e essa direção, você garante naturalmente, no seu dia a dia, na sua rotina, os benefícios da drenagem linfática. Aliás, o

momento de se enxugar com a toalha pode incluir uma massagem mais forte, para ativar a circulação e ter efeito esfoliante também. Esfregue a toalha com força por alguns minutos, de baixo para cima, e só depois aplique creme no corpo todo. Esse é o truque para que a pele fique com toque de seda e supermacia.
Se puder, troque a toalha a cada banho. Assim, você não recebe novamente suas células mortas retiradas com a toalha no pós-banho.

Com a pele esfoliada e os poros desobstruídos, você está pronta para receber cremes poderosos. Caso contrário, não adianta. E atenção: não tenha medo de esfregar forte, a pele tem que ficar vermelha. É como arear uma panela, que só fica brilhante quando você tira todas aquelas sujeirinhas incrustadas. Vamos faxinar o corpo uma vez por semana, com essa drenagem caseira e feita por você! E sinta a diferença na pele!

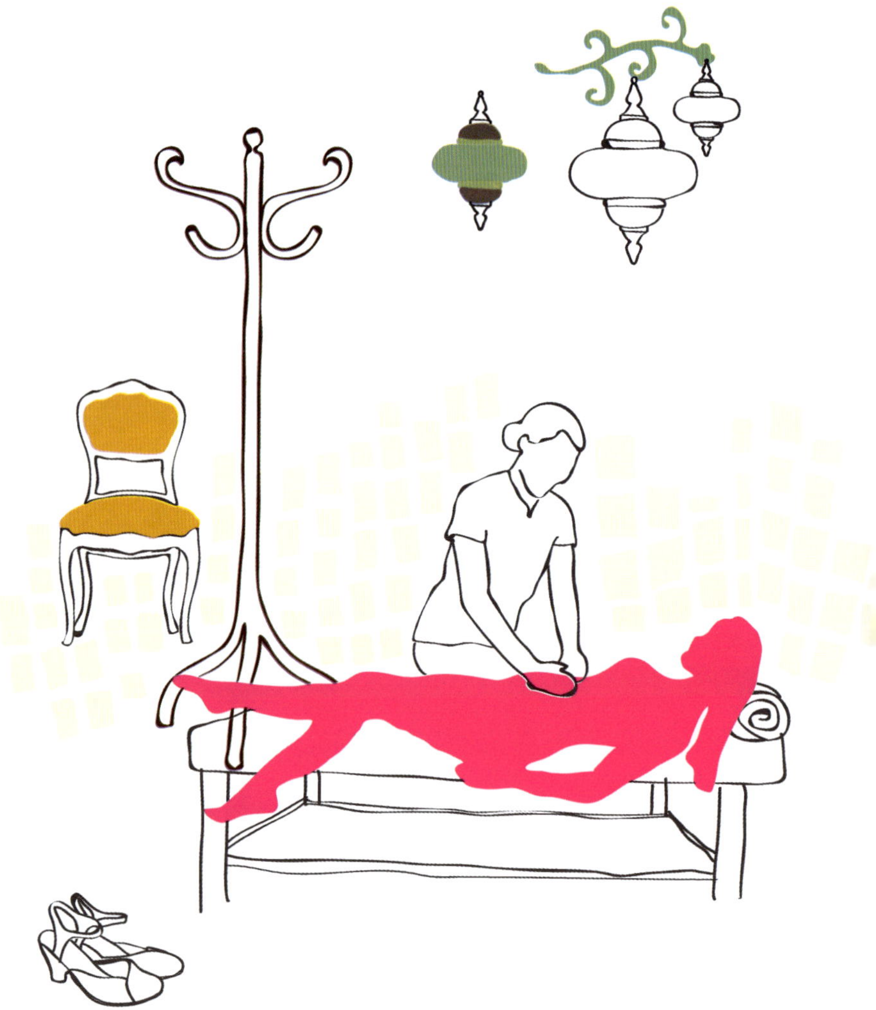

A PESSOA CERTA, O LUGAR CERTO

EM CASA OU NUM SPA?
QUANTAS VEZES DRENAR?
QUAL O MELHOR PROFISSIONAL
PARA A DRENAGEM LINFÁTICA?

Muita gente tem dúvidas a respeito da drenagem linfática, perguntas que têm a ver com a frequência ideal, o lugar mais indicado para fazer e o método mais eficiente. Como houve um *boom* de drenagem nos últimos anos – em cidades como São Paulo, ela está presente em salões de beleza, consultórios médicos e fisioterápicos, academias e estabelecimentos que antes nem sonhavam em oferecer a técnica –, é natural que haja confusão.

Há muitos terapeutas que saem por aí atendendo em domicílio sem prática, embasamento ou reciclagem. Daí a alguns meses ou anos a técnica já mudou totalmente e a profissional nem sabe mais o que está aplicando. Vira sua amiga, deita na sua cama, não avalia mais o seu corpo e, obviamente, não há resultado nem para a estética nem para a saúde. Então, a cliente fica sem graça de dispensá-la e vive desmarcando.

Se a massagista é de conversar muito, ela até se esquece de que está drenando e começa simplesmente a "amassar a carne". E enquanto conversa, tira a mão para falar, interrompe a sessão e, no final, você recebeu, de uma hora, apenas vinte minutos de massagem, por exemplo. A prática vira um ato mecânico e desprovido de intenção terapêutica! É preciso estar inteiro, presente no momento e no toque, com pensamento e coração limpos.

TOME CUIDADO COM OS ATENDIMENTOS DOMICILIARES, PORQUE O BARATO SAI MUITO CARO.

Faça as contas: às vezes, você precisa fazer até dez sessões em casa para equivaler ao resultado de uma sessão em um spa profissional. A operação de um spa é muito cara para lhe proporcionar toda a comodidade, ambientação e profissionalismo necessários para potencializar os resultados. Segundo nossas estatísticas, 86% das pacientes que optaram por atendimento domiciliar voltam para os spas.

Peço perdão pela extrema sinceridade, mas em muitos casos essas "profissionais" se encantam com sua casa, com sua vida e até com seu marido. Nessa área é preciso ser muito imparcial e profissional, caso contrário a intimidade vira a grande vilã do relacionamento paciente-curador.

É por esses motivos que não recomendo a massagem domiciliar e sim os spas ou consultórios fisioterápicos de drenagem. O ambiente também colabora muito para a cura física, energética e emocional. Após mais de vinte anos de experiência na área, posso constatar esse fato.

Quando você se hospeda em um hotel na praia, quer o melhor quarto, com toda a comodidade, com vista para o mar, tudo isso para trazer relaxamento e bem estar. A cura momentânea para seu estresse é fazer com que sua viagem seja a melhor possível. Se for para uma quitinete cheia de mofo e baratas, porque pegou uma promoção em um site de compras coletivas, vai sair correndo e voltar mais deprimida e estressada.

Por mais que sua casa seja muito legal, até mesmo com um spa particular, a energia é aquela da sua casa, e não a de um spa profissional, com um ambiente preparado para cuidar de você.

DRENAGEM É **COISA SERIÍSSIMA!**

A drenagem é um ritual que acontece principalmente entre a mão do terapeuta e seu paciente. Cada drenagem, como também é cada paciente, tem de ser única, mágica e conectada. Aí o resultado aparece a cada sessão.

Para começar, o profissional precisa ser altamente preparado. Não pode ser qualquer um. O terapeuta especializado em drenagem linfática deve ser capacitado e conhecer a anatomia humana e a fisiologia a fundo. Os capilares linfáticos são frágeis. Portanto, se a drenagem for mal feita ou aplicada de modo inadequado, isso pode acabar causando danos sérios e comprometer a saúde do paciente, como já frisei anteriormente.

Se o terapeuta pressionar um gânglio linfático de forma errada, com uma pressão errada, pode até provocar uma hemorragia interna e matar. Sim, a drenagem mal feita pode matar, e para isso basta um profissional despreparado ou uma distração daquele que está batendo um papo de amiga e não presta mais atenção no que está fazendo. Infelizmente, já recebi gente em cadeira de rodas por causa de uma massagem mal feita. Há vários riscos que as pessoas desconhecem.

Na minha experiência clínica, já vi incontáveis lesões e inchaços causados pela drenagem malfeita. Já vi até lesão de articulação e de coluna! Nem entendo por que isso acontece, já que a drenagem não mexe com ossos nem articulações. Alguns gânglios do pescoço ou da virilha, por exemplo, podem ser confundidos com nódulos musculares, isso é muito comum, por sinal. Por isso, é fundamental conhecer detalhadamente o mapa linfático do corpo humano e saber dosar a pressão, direcionar as manobras e os movimentos da massagem. Mas o mais importante é o "feeling" na ponta dos dedos, como se eles fossem um *scanner* que detecta as deficiências e desequilíbrios do corpo e trata todos esses problemas, deixando a paciente novinha em folha e energizada.

A drenagem é uma leitura corporal. No nosso manual de conduta, recomendo às terapeutas que fechem os olhos e sintam o que o corpo do paciente está pedindo. Peço que sintam a velocidade da linfa, o pulsar da circulação; que deixem sua mão ser levada pelo corpo do paciente, firme e lentamente. Assim, será possível transportar para os condutos linfáticos todas as toxinas, sentindo-as correrem em suas mãos e, sem perdê-las, levá-las até os gânglios. Em seguida vem o trabalho para desobstruir os gânglios. Enquanto isso, e durante toda a sessão, a terapeuta deve respeitar os sinais que as pontas de seus dedos, ligadas diretamente ao seu cérebro, transmitem. Recomendo à terapeuta fazer algumas massagens totalmente no escuro, para trabalhar essa capacidade.

O corpo do paciente não pode se deslocar nem escorregar da maca. A drenagem não pode ser feita de forma rápida, com socos e compressões. O paciente não deve sentir dor – a única exceção é quando a celulite é rompida e a gordura localizada dissolvida.

Isso acontece principalmente nas primeiras sessões. A drenagem modeladora é forte e incisiva. Depois, ela se torna relaxante, sem dores. Já a desobstrução dos gânglios não causa dor alguma.

A primeira drenagem é a pior, pois você pode ficar dolorida por dois dias. Depois, com o tempo, seu corpo vai respondendo melhor ao processo e o relaxamento também é amplificado, assim como os resultados. Aliás, desligue-se na massagem, desligue celulares e *tablets*, desconecte-se do mundo lá fora. Entregue-se a esse momento único que é só seu. Você tem todo o tempo do mundo para falar, acessar e-mails, teclar e se preocupar. O simples ato de conversar com a terapeuta, por exemplo, já atrapalha, porque causa a contratura da musculatura e prejudica a circulação. O ideal é ficar quietinha, completamente entregue a esse momento de prazer. A drenagem é como uma meditação – ela oferece a oportunidade de se reconectar consigo mesma, com sua essência, com seu corpo. Só assim o resultado é o melhor. Você aprende a relaxar, a se entregar e seu corpo vai agradecer.

A DRENAGEM NÃO DÁ VASINHOS NEM VARIZES, AO CONTRÁRIO, ELA PREVINE E TRATA A MÁ CIRCULAÇÃO PERIFÉRICA. A DRENAGEM NÃO DÁ FLACIDEZ, AO CONTRÁRIO, ELA PREVINE E TRATA.

É importante recomendar ao paciente a ingestão de água antes e depois de cada sessão. Ela ajuda na permeabilidade energética, nos processos fisiológicos naturais e na estimulação dos cinco sentidos, em especial do paladar.

Quando termina uma sessão de drenagem linfática manual feita por um terapeuta qualificado, a sensação é de leveza, bem-estar, relaxamento. Entre os sintomas físicos, é normal sair da sessão com vontade de fazer xixi, sinal de que a drenagem foi eficaz. A vontade deve surgir logo após o término da sessão e ao longo do dia: o xixi sai com cheiro e cor fortes.

Mas é preciso, também, sair sentindo seu corpo bem mais leve do que quando você entrou, a ponto de colocar a roupa após a sessão e sentir que ela está mais folgada. Outros sinais são o bom funcionamento do intestino (você sente o efeito no mesmo dia!), o sono profundo e tranquilo, a pele rosada, causada pela ativação da circulação, a respiração mais profunda e relaxante e o humor em alta: você sai bem melhor do que quando entrou. Quando todos esses sintomas e processos não acontecem, o terapeuta não soube drenar como deveria.

A DRENAGEM LINFÁTICA NÃO É ALGO CORRIQUEIRO, QUE PODE SER FEITO EM QUALQUER ESQUINA. É UMA PRÁTICA SÉRIA, QUE PRECISA SER CONDUZIDA POR PROFISSIONAIS CAPACITADOS E DENTRO DE UM AMBIENTE PREPARADO.

OS SEGREDOS DOS **BONS PROFISSIONAIS**

Para realizar uma drenagem linfática, o profissional tem de ter conhecimentos em ciência anatômica e fisiologia. Deve ter habilidades manuais e adquirir sensibilidade na ponta dos dedos para detectar o ritmo específico, a direção, a profundidade e a qualidade do fluxo linfático, em qualquer lugar do corpo. Deve fazer, em todas as sessões, uma leitura corporal, um "scanner" com os dedos.

É necessário usar as mãos para fazer um mapeamento linfático e avaliar o corpo como um todo: a circulação global, o nível de obstrução e lesão linfática. Também é preciso saber como iniciar e conduzir sua sessão para o resultado imediato desde o primeiro atendimento.

O bom profissional está sempre buscando capacitações, novos cursos e reciclagens, está aberto aos estudos científicos sobre saúde e drenagem e não é pretensioso nem imagina que sabe tudo:

há sempre o que aprender e que se aperfeiçoar. O bom profissional é humilde e correto.

Sabe reduzir edemas e linfedemas de várias origens, conhece a melhor forma para desintoxicar o seu organismo, sabe regenerar tecidos, aliviar dores crônicas e reduzir sintomas da síndrome da fadiga crônica e da fibromialgia. Consegue aliviar problemas de quem tem insônia, estresse, baixa vitalidade e depressão. Indica um médico quando o problema de seu paciente foge da sua alçada. Esse profissional vai lhe passar segurança e firmeza.

É o terapeuta que entende que cada corpo tem seu "código", e que ele precisa desvendar; entende que a sequência certa de movimentos, bem como a pressão correta e precisa, conseguem desobstruir os canais, eliminar líquidos, gorduras localizadas, desintoxicar e rejuvenescer.

É claro que esse profissional também só consegue ser tão competente e eficaz quando tem afinidade com seu paciente, pois o vínculo de confiança entre paciente e terapeuta é fundamental para o bom resultado do tratamento, para o processo vital da saúde. O paciente também precisa acreditar no tratamento, ter fé.

Recomendo também drenar com mais de um profissional, nunca com um só. O resultado técnico da avaliação é mais rápido, proveitoso e potencializado.

A ciência não aprova muito a fé porque ela não é objetiva e mensurável, mas vários estudos médicos mostram que o paciente que tem fé no tratamento e em seu curador consegue verdadeiramente se curar. A fé produz moléculas analgésicas reais, a endorfina, que as drogas farmacológicas bloqueiam.

"O mesmo fluxo de vida que corre por minhas veias permeia também o mundo numa dança rítmica", diz Rabindranath Tagore, poeta indiano que era chamado por Gandhi de "Grande Mestre".

A linfa faz parte do fluxo da vida. Rege a energia de nosso corpo, faz ativar os chacras de nosso organismo. Como a natureza, que funciona em ciclos de repouso e atividade, nós vivemos em um universo cujas pulsações se refletem em todos os níveis da existência. A drenagem provoca essas ondas positivas de energia e de luz, o verdadeiro ciclo da vida!

Não deixe o medo te dominar. Mude seu estado, salte de paraquedas, se jogue, transborde sua vida de endorfina!

É preciso que o profissional sinta amor pela paciente, mesmo que não a conheça, amor pela profissão e, especialmente, que ele seja grato àquela pessoa que está deitada em sua maca, confiando plenamente seu corpo às suas mãos. Na verdade, é um afeto e uma gratidão por poder cuidar desse ser humano e transmitir para ele a melhor das energias! E tem também a troca de energia. Se a pessoa trata mal o terapeuta, o toque que ela receber evidentemente não será bom.

A drenagem é um ritual de magias. Quando a paciente não está bem intencionada e entra em um spa para fazer uma drenagem já tratando a terapeuta de forma desrespeitosa, sendo mal-educada, o tratamento não terá resultado. Isso porque a drenagem é um trabalho que envolve parceria, comprometimento. Infelizmente, já vimos casos de clientes que entraram no spa só com o intuito de roubar meus profissionais ou aprender a técnica. Outros ainda roubaram objetos do spa, tentaram sair sem pagar ou trataram mal minhas profissionais. Para essas pessoas, peço a iluminação espiritual.

"SOMOS TODOS VIAJANTES DE UMA JORNADA CÓSMICA – POEIRA DE ESTRELAS, GIRANDO E DANÇANDO NOS TORVELINHOS E REDEMOINHOS DO INFINITO. A VIDA É ETERNA. MAS SUAS EXPRESSÕES SÃO EFÊMERAS, MOMENTÂNEAS, TRANSITÓRIAS." **Deepak Chopra**

NO **LUGAR CERTO**

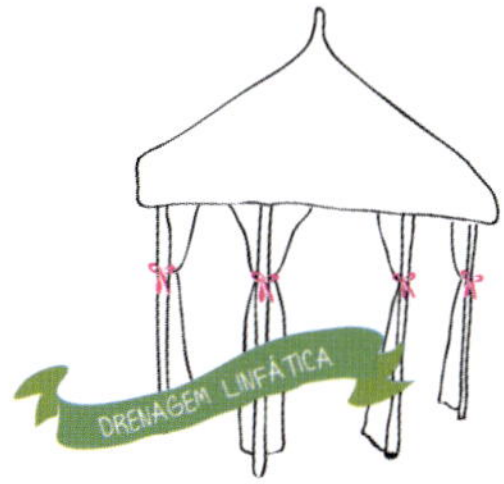

Não é em qualquer lugar que você deve drenar. Há a necessidade de escolher um lugar com a energia preparada para essa atividade. O astral, as cores, o ambiente, os profissionais, tudo tem que estar em harmonia e transmitir positividade, alegria e bem-estar. O ambiente de um spa tem que ser preparado para filtrar as energias negativas e trazer aos pacientes paz de espírito, calma, tranquilidade e energia.

De nada adianta contratar o melhor arquiteto para o projeto e pintar todas as paredes de branco ou de uma cor neutra, com um ofurô de madeira vazada no meio do vão branco. Ambientes decorados assim dão sensação de vazio e solidão. Mesmo no dia a dia da sua casa, observe se não há o uso do branco em excesso nos quartos, nas salas e em outras dependências. As cores ativam os chacras e a Kundaliní, que é a energia que transita entre os chacras. A cor é chique quando bem usada.

A climatização de ambiente é fundamental: a temperatura da maca, do creme, do ar-condicionado. Também é importante que a terapeuta confira se a paciente prefere ou não o descanso de olho, se é preciso colocar a almofada abaixo do joelho para ficar mais confortável etc. Todo esse cuidado não é à toa. As terapeutas têm curso e protocolo de conduta para tratamento e climatização, fazem reciclagens constantes e recebem comunicados internos diários.

O objetivo é criar o melhor clima, o mais agradável, acolhedor e inspirador, para que a paciente relaxe e consiga o melhor resultado possível naquela hora de massagem, para que sua experiência seja única e inesquecível!

Sempre acreditei na cromoterapia, na aromaterapia e na climatização do ambiente como complementação desse tratamento que tem o toque como base. Acredito em todas essas ciências que têm como objetivo melhorar o bem-estar, a saúde e a energia das pessoas e dos ambientes em que elas estão. Além disso, muito incenso com rezas positivas para proteger todos os presentes. Muita fé! Mas há uma coisa fundamental nisso tudo: de nada adianta todo esse esforço de decoração e clima se a terapeuta for drenar o paciente com desamor, antipatia, raiva ou qualquer outro sentimento carregado de energias negativas.

Por isso, o treinamento número 1 que dou no spa é sobre a doação. É necessário se doar e se dedicar inteiramente àquela pessoa deitada na maca, inclusive "lendo" em seu corpo as necessidades mais prementes em termos de dor, inflamações e outros problemas que podem ser resolvidos.

NESSE PERÍODO DE UMA HORA EM QUE ESTÁ DRENANDO, A TERAPEUTA PRECISA ESTAR INTEIRAMENTE FOCADA NAQUELE CORPO, NAQUELE SER HUMANO, NAQUELA VIDA, NAQUELA ENERGIA, EM SILÊNCIO.

A egrégora demora para se formar para cada ambiente, com o objetivo específico.

Se você for a Portugal, em Nossa Senhora de Fátima, terá a oportunidade de sentir uma egrégora pura, limpa, que corre em sua aura e coração, causando uma explosão de emoções e purificações. É o ambiente propício para rezar, agradecer, pedir! Nem os portugueses sabem explicar o porquê, mas mesmo sem ter ouro e imagens, o lugar envolve uma energia de cura límpida, drenada.

Em comparação, se você for aos Estados Unidos, você não irá com a intenção de rezar, mas sim de gastar, comer e gastar. Cada ambiente tem seu objetivo. Na Índia, você provavelmente vai desejar cantar mantras e fazer jejum para purificar a alma. A minha amada colônia judaica, onde comecei meus atendimentos, fica em jejum total de um dia, apenas rezando com muita fé, mesmo tendo dinheiro e sem precisar, só agradecendo por tantas bênçãos.

COM QUE FREQUÊNCIA DRENAR

Isso vai depender da disponibilidade de cada um, mas o tratamento mais eficiente é o que envolve uma hora de *four hands* e, após três dias, novamente uma sessão de *four hands*. Esse é o ideal, pois é durante a massagem que o tempo parece passar mais rápido do que em qualquer outra hora!

Coloque seu celular para avisar: "hora da drenagem sagrada"! E não desmarque de forma alguma. Como se fosse uma reunião de negócios inadiável, que pode lhe gerar 1 milhão de euros! Como a alimentação saudável e a prática de exercícios físicos regulares, a drenagem também deve se transformar em um hábito.

Não fique engasgada, inchada. Fale tudo o que precisar falar. Se pensou duas vezes no mesmo assunto, ponha para fora, drene seus pensamentos e não os retenha.

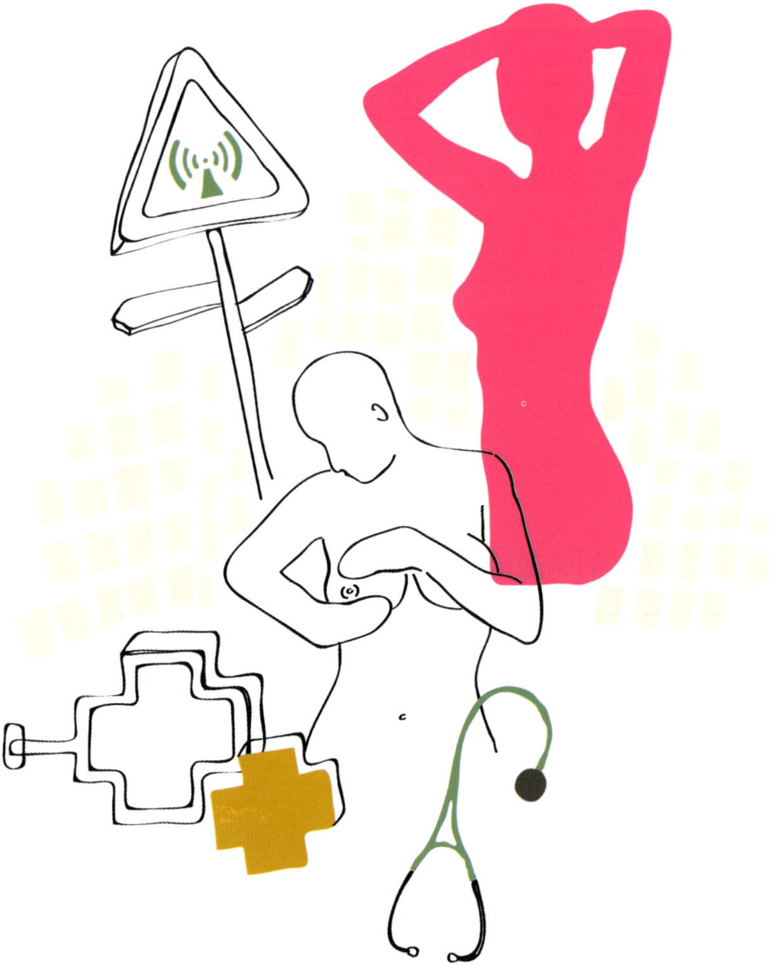

O CÂNCER E A **DRENAGEM LINFÁTICA**

DR. ELIAS ABDO

UM MÉDICO ESPECIALISTA
NO TRATAMENTO DE CÂNCER
DÁ O SEU AVAL PARA A DRENAGEM
LINFÁTICA COMO TERAPIA
COMPLEMENTAR.

Hoje a maioria dos médicos indica a drenagem linfática em pacientes com câncer, para trazer melhor qualidade de vida e aumentar as defesas do organismo. O oncologista clínico Elias Abdo, que pertence ao Corpo Clínico dos Hospitais Sírio-Libanês e Albert Einstein, sócio efetivo da Sociedade Brasileira de Oncologia Clínica, diz que a relação entre oncologia e drenagem já dura anos, sendo a técnica de massagem uma terapia complementar muito usada pela medicina.

"Hoje o tratamento oncológico é multiprofissional. Todas as áreas que são complementares à medicina convencional podem beneficiar o paciente, como acupuntura, meditação, reiki, e também a drenagem linfática. Todas elas trazem melhoria de sintomas. As terapias como acupuntura, reiki e meditação já existem hoje no Einstein e no Sírio-Libanês; a drenagem linfática ainda não. Mas eu não vejo nenhuma contraindicação para a drenagem nos casos clínicos de câncer, até mesmo em pacientes com metástase.

É UM ERRO, UM MITO, DIZER QUE 'A DRENAGEM LINFÁTICA PODE ESPALHAR O CÂNCER'.

Se fosse assim, eu teria que contraindicar até que a pessoa se movimentasse, caminhasse, porque a pessoa que anda está movimentando o sistema linfático. Também desconheço pacientes que estão em tratamento oncológico e com metástase e que a drenagem tenha piorado a doença delas. Muito pelo contrário, as pacientes se sentem bem quando são tocadas e manipuladas. Desde que a drenagem seja feita por profissionais competentes, não há problema algum."

O médico conta que encontrou na internet uma série de artigos explicando sobre várias contraindicações para a drenagem, entre elas trombose, doenças infecciosas e câncer:

"Sobre as outras áreas não posso comentar, porque não são minhas especialidades, mas sobre câncer, meu trabalho há mais de trinta anos, posso dizer que não há problema algum em fazer drenagem".

Elias explica que nesses trinta anos nunca viu um caso de câncer que tenha tido piora com a drenagem, pelo contrário.

"A drenagem é complementar ao tratamento, melhora os sintomas, libera endorfina, melhora a qualidade de vida. De cada 100 pacientes que atendo, ao menos 20% pedem autorização para fazer drenagem, e eu sempre dou; a gente não incentiva porque não é uma modalidade médica, sobre a qual existam pesquisas conclusivas, mas eu sempre digo quando alguém me pergunta se pode fazer: 'Não só pode fazer como deve'."

Para o oncologista, os médicos estão hoje mais atentos à importância do sistema linfático (um sistema imunológico, de proteção ao organismo) e até exames como a linfocintilografia viraram moda.

"HOJE A GENTE FAZ ESSE EXAME COMO INDICATIVO PARA CÂNCER DE MAMA, PARA FAZER UMA CIRURGIA MENOR E MAIS PRESERVACIONISTA."

"Isso porque a linfocintilografia chega direto ao linfonodo sentinela, que é o guardião. Com essa exatidão, o cirurgião não precisa mais cortar a axila toda, que tem mais de 30 linfonodos. É bem o contrário do que acontecia antes, quando o cirurgião tirava os 30 linfonodos por princípio, tirava todos os gânglios sem pensar, só para começar. Essa tecnologia mais avançada e menos invasiva felizmente veio para ficar."

Elias Abdo termina a entrevista explicando que a drenagem linfática pode ser considerada uma ótima terapia de prevenção de doenças, inclusive do câncer.

"A gente estimula a atividade física, vida saudável, e a drenagem é isso, é movimento, vida. O câncer é uma doença multifatorial, mas uma pessoa sedentária, que fuma, bebe com frequência e se alimenta mal tem mais chance [de adquirir a doença]. A drenagem é uma medida de saúde, não é uma droga. Poderia ser mais difundida, porque é muito positiva."

Então temos a constatação de um dos melhores oncologistas do país. Tive a honra de cuidar da Ana Maria Braga todos os dias no hospital até sua melhora e da nossa querida Hebe Camargo também. A drenagem não salva, é claro, mas aumenta a defesa do organismo para combater a doença e traz alívio e bem-estar.

POR QUE TEM **TANTA GENTE COM CÂNCER?**

O câncer é uma doença muito variada, que pode afetar todas as partes do nosso corpo, e pode ser causado por muitos fatores. Algumas vezes o câncer pode se instalar no nosso corpo por causa de tantos "venenos" que absorvemos: o veneno do sangue, do solo, o veneno de estar trabalhando e morando no lugar errado, o veneno que as pessoas nos mandam, o veneno que a gente absorve em forma de maldade e de traição. E tudo o que envenena nosso corpo cabe ao sistema linfático processar.

Por isso, é importante nos mantermos drenados, não só fisicamente, como também nos planos mental e espiritual. Vários estudos médicos, especialmente os ligados à medicina ayurvédica, desenvolvida na Índia há mais de 7 mil anos, mostram que os sentimentos negativos (como o medo, a inveja, a tristeza, a raiva) alteram a bioquímica do nosso corpo, diminuem a força dos nossos "soldadinhos", o sistema imunológico, e roubam a nossa energia, afetando profundamente o nosso bem-estar.

Segundo o Ayurveda, além dos tratamentos médicos, da alimentação e da mudança de hábitos de vida, é necessário mudar o padrão mental e espiritual, muitas vezes com terapias que fazem aumentar a energia e as emoções positivas.

A terapia psicológica também é bem-vinda: o autoconhecimento favorece a saúde da mente e do corpo. Até mesmo a medicina tradicional, alopática, já se rendeu ao fato de que o equilíbrio do organismo depende do equilíbrio emocional.

Além de nossos chacras e de nossa aura, acredito que todo o sistema é único, trabalhando em conjunto. Nós não sabemos sobre a origem exata de algumas doenças, e muitas vezes não temos como preveni-las, mas uma coisa é certa: se estivermos com o sistema linfático forte, a chance de cura é muito maior e a chance de termos menos doenças e mais disposição e energia também é bem maior.

SOMOS NÃO SÓ O QUE COMEMOS, MAS TAMBÉM O QUE PENSAMOS, SENTIMOS E VIBRAMOS. VAMOS, PORTANTO, MANTER NOSSAS ALMAS DRENADAS!

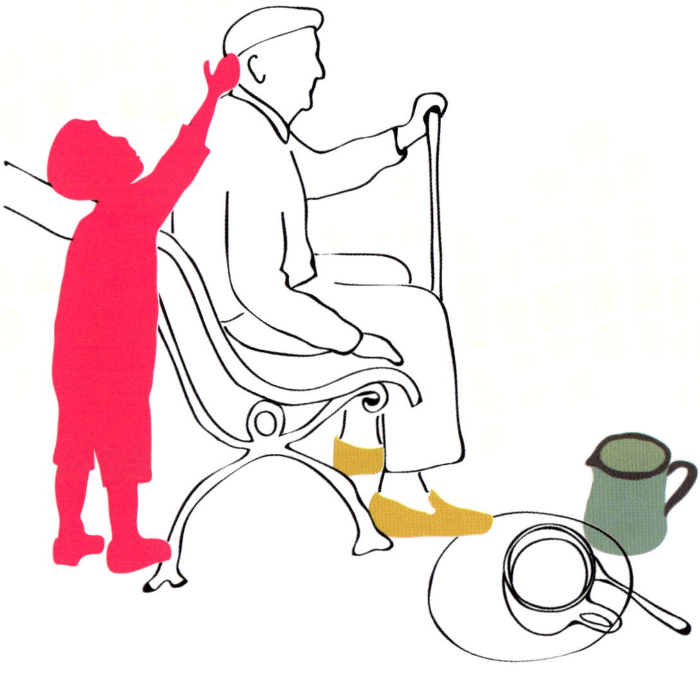

AS LIÇÕES DE UM **MESTRE ORIENTAL**

PROF. HIRASHI KANESHIRO

EU TENHO UM MESTRE JAPONÊS QUE ME ENSINOU MUITO SOBRE VIVER EM EQUILÍBRIO. GOSTARIA QUE VOCÊ APRENDESSE UM POUCO DO QUE ELE TEM A ENSINAR.

O prof. Hirashi Kaneshiro vive e atua em São Paulo, dedicando-se às áreas de acupuntura e linfologia, suas paixões. Tenho um grande carinho por ele, com quem fiz vários cursos e treinamentos sobre drenagem linfática. Ele conversou comigo sobre massagem, alimentação, vida urbana, câncer, e sobre como ter saúde nos dias de hoje. Eis alguns dos principais trechos da entrevista.

JING, A ESSÊNCIA DA VIDA

Hoje estamos vivendo uma era cosmopolita e globalizada: os hábitos de alimentação e o estilo de vida se repetem em lugares como São Paulo, Tóquio, Nova York ou Paris. E os problemas de saúde também se assemelham bastante.

Alguns lugares e culturas se preservam um pouco mais e mantêm hábitos antigos. É o caso de Okinawa, um arquipélago que fica ao sul do Japão. As pessoas desse lugar são conhecidas por viver muito: a longevidade lá ultrapassa fácil os 100 anos, e a maioria vive bem e com saúde. Lá eles comem carne de porco selvagem, vegetais sem agrotóxicos, têm água limpa. Mas a etnia genética também conta. São muitos fatores que possibilitam a existência mais prolongada e saudável. Quando um novo ser é fecundado, já pega a essência da mãe e do pai, o *Jing*, que é a energia que vem dos dois. Isso, somado aos hábitos de vida, pensamentos, valores, educação, ambiente em que se vive, vai direcionar e desenvolver a estrutura física, psíquica e mental da pessoa.

HARMONIA NA REFEIÇÃO

O câncer linfático hoje está mais comum por causa da poluição, dessa correria desenfreada, da falta de fortalecimento espiritual e do estilo de vida das pessoas.

A alimentação também é um problema, porque nem todo mundo tem acesso aos orgânicos, que são os alimentos ideais. Acredito que não dá para radicalizar e viver com medo, temos de nos

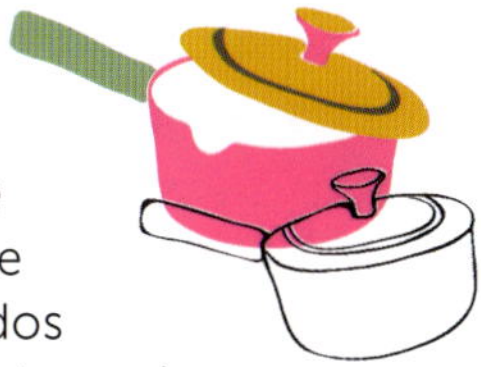

alimentar equilibradamente, com o que se encontra, da melhor forma. Somos onívoros, que podem se alimentar tanto de vegetais quanto de animais. Temos dentes caninos, não tão pontiagudos como os dos cães, mas temos. O melhor é optar pelo caminho do meio, que inclui proteínas animais e também uma variedade grande de vegetais. Importante é mastigar e salivar bem, não levar preocupação à mesa e saber apreciar o gosto do que está comendo. Esse é um dos poucos prazeres da vida! Volta e meia vejo em novelas uma cena que se repete, que é a família sentada à mesa na refeição e discutindo, brigando. Toda briga em novela acontece na hora de comer! Esse é um péssimo exemplo para quem vê, e não é todo mundo que tem essa consciência de respeitar a hora sagrada da refeição como momento de paz, harmonia e calma.

PROTEJA SEU ÓRGÃO DE CHOQUE

O câncer, doença que está mais comum atualmente, eclode sempre no chamado órgão de choque, naquela parte mais frágil do organismo de cada um, onde os problemas desembocam. E é esse órgão que tem que ser fortalecido com boa nutrição, com drenagem linfática, com uma visão holística da medicina.

Infelizmente ainda são poucos os médicos que têm a visão oriental do todo. Eles avaliam a pessoa como objeto e não como sujeito. O bom médico trata o paciente com calor humano, doação, afetividade. Isso já passa confiança e faz o tratamento prosperar.

O TOQUE SALVA

As pesquisas científicas já comprovaram a importância do toque para curar doenças. Nos Estados Unidos, uma médica especializada em *shiatsu* começou a fazer essa massagem em mulheres com câncer de mama e obteve 80% de regressão da doença. Em relação à drenagem linfática, os ganhos também são fabulosos. A drenagem ajuda a linfa a se recompor e restaura o equilíbrio circulatório.

BELEZA E SAÚDE ANDAM JUNTAS

A vida sedentária é péssima, causa edemas e outros problemas. É preciso se movimentar para que esses edemas sejam eliminados, e a drenagem é essencial. Para mim, beleza e saúde são irmãs, andam juntas, e refletem o que a pessoa tem dentro de si. A estética deve ser avaliada pelo ponto de vista de saúde e da busca de perfeição do ser humano, não do modismo e dos padrões da mídia.

A LINFA É A **ESTRELA DO ORGANISMO**

O estudo sobre a linfologia deveria ser mais valorizado, já que a linfa é importantíssima, ela é o amortecedor de muitas patologias. O que está em jogo é o sistema imunitário, que nos protege de doenças e nos mantém em pé, com saúde e energia. Quando há uma agressão microbiana, por exemplo, a linfa solta seus linfócitos e muito antes de a manifestação patológica surgir ela já está se defendendo! Quando a pessoa está estressada, a linfa sofre, fica diminuída e as defesas imunológicas caem. As doenças, como o câncer, podem surgir e se agravar quando a linfa está enfraquecida ou esgotada. O herpes é um sinal de fragilidade e esgotamento e no corpo ele é perigosíssimo, a dor é insuportável.

CAMINHANTES E CONSCIENTES

Nós somos seres integrados com a natureza, que dependem dela, mas o que fazemos? Destruímos a natureza, esgotamos os recursos de vida. Temos que nos conectar urgentemente com a terra, com a água limpa, com as árvores, com os rios.

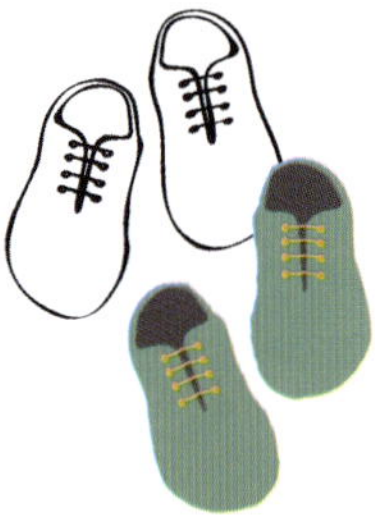

Um jeito fácil é tendo uma vida mais simples. Em vez de sair de carro para ir à padaria da esquina, vá a pé, caminhe até o trabalho. E não reclame da poluição e do trânsito, porque você também colabora para que a cidade seja o que é. As pessoas ficam com medo da violência, que é mesmo um empecilho, mas a verdade é que, quanto mais gente ganhar as ruas e andar com frequência, como acontece nas principais capitais do mundo, menos violência existirá.

Eu confesso que não ando nas ruas, mas temos que concordar que é um pecado nossa escravidão, bem diferente dos povos dos países europeus. Temos que lutar contra o governo para resgatar nossa liberdade, mas este é um capítulo que não queremos ressaltar neste livro para não inchar.

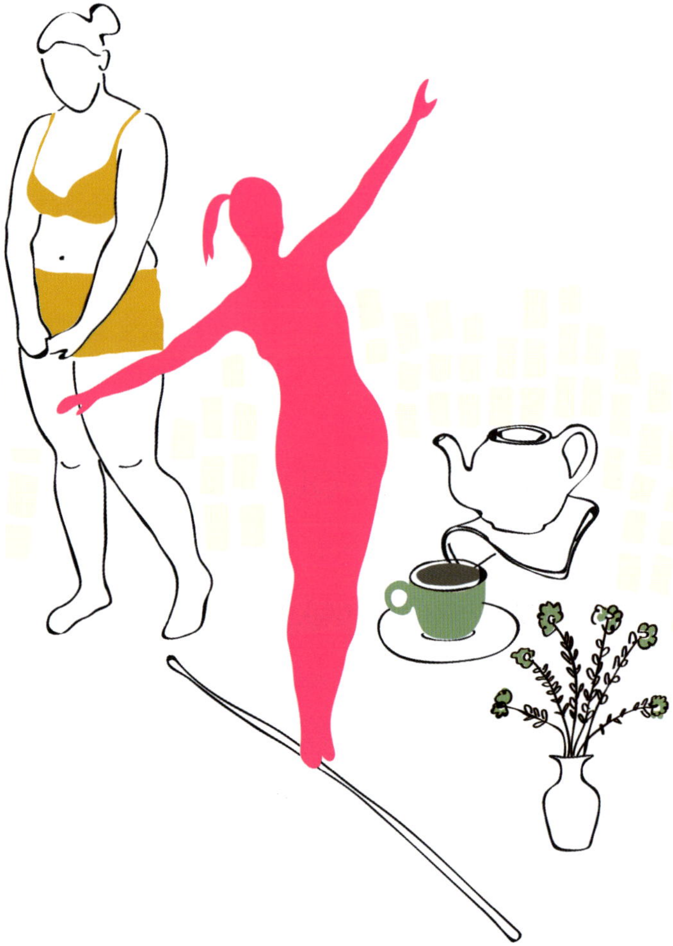

DRENAR PARA NÃO **MURCHAR**

O PODER DO TOQUE É O PODER DA VIDA. É A ENERGIA QUE NOS FAZ VIVER COM MAIS SAÚDE.

Já falei aqui da importância da massagem em todas as fases da vida: infância, adolescência, juventude, maturidade... Só não havia falado da velhice. Esse é o período em que o toque vai rareando até deixar de existir. O idoso acaba sendo deixado de lado e é justamente quem mais precisa do toque consciente, da massagem. Já reparou como as pessoas param de acariciar, tocar, beijar os mais velhos? Sem poder experimentar a vivência do tato, do carinho, o idoso fica como uma plantinha murcha que não recebe mais água e está prestes a ser esquecida e desprezada.

Triste, não é? Mas podemos mudar esse quadro tocando e massageando os idosos que estão à nossa volta. Imagine o que é viver uma vida inteira, dar o seu melhor para criar filhos e netos, contribuir com todo tipo de trabalho e experiência e chegar a uma idade avançada sem receber uma simples massagem, um abraço ou um carinho!

O NORMAL É O ESTADO EM QUE VOCÊ PARECE ESTAR SUPERBEM POR FORA, MAS POR DENTRO NÃO ESTÁ. O NATURAL É O ESTADO EM QUE VOCÊ ESTÁ BEM POR DENTRO E ISSO TRANSPARECE NA PELE E NO BRILHO DA ALMA.

Quando o idoso está excluído da sociedade, do trabalho, da família, de tudo, o toque é ainda mais importante, ele é primordial. É o toque que salva, que anima, que dá vida! Já trabalhei com grupos de massagem em asilos e pude ver de perto o resultado naqueles velhinhos enrugados e cabisbaixos, que começam a responder com mais energia e alegria depois de serem tocados. Muitos deles esperavam com entusiasmo a nossa chegada, já que o contato com os terapeutas era um alento afetivo e gostoso, em um dia a dia sem muito brilho e novidades. A euforia deles era enorme e eles vibravam como crianças, pela expectativa de receber atenção concentrada de alguém.

Os números mostram que daqui a alguns anos o Brasil será um país com mais idosos do que jovens. Precisamos aprender a conviver com essa nova realidade de uma maneira mais humana, aberta e sensível. E os cuidados com os idosos não se resumem a um bom plano de saúde e acompanhamento médico constante. Os mais velhos precisam também do toque da massagem e de todo o poder que ela traz para garantir o bem-estar, diminuir dores e devolver a energia.

Como a maior parte dos idosos é sedentária, a drenagem frequente funciona também como um "exercício" para o corpo, que em geral sofre com a circulação deficiente, a rigidez muscular e a inflamação das articulações. As dores são reduzidas, as tensões vão embora e problemas como artrite, depressão e insônia são atenuados. Com a massagem regular, o idoso começa a apresentar mais disposição e energia, ao mesmo tempo em que sua pele reflete o maravilhoso benefício do toque humano.

Aliás, a pele do idoso requer uma massagem mais suave, já que ela é mais seca, fina e sensível. A pressão pode ser menor e o ritmo mais lento. O mais importante é manter uma regularidade. Se a massagem é feita de vez em quando, apenas como um "bônus", o resultado é pequeno. Os mais velhos precisam dessa atenção constante, que se traduz em experiências positivas e transformadoras para suas vidas.

Em muitas situações em que massageei idosos, vivi cenas que me emocionaram, justamente pela emoção deles. Os que eram pouco tocados ficavam com lágrimas nos olhos e felizes com a sessão; outros lembravam de sua juventude com alegria; havia ainda aqueles que no começo se mostravam inseguros com a massagem, mas que, com o tempo, iam soltando as amarras e liberando as tensões e preconceitos. Alguns, por causa da visão deficiente ou da perda da audição, tinham uma percepção muito aguçada do sentido do tato.

Isso me ensinou a olhar os velhinhos, com suas rugas, manchas e peles inflamadas, ainda com mais respeito e carinho, a enxergar as pessoas incríveis que moram dentro daqueles corpos esquecidos e pouco tocados.

Eu reafirmo isso porque vejo que ainda há muita ignorância no tratamento de idosos, especialmente dos que têm doenças senis como o mal de Alzheimer. Em geral, só se fala dos aspectos negativos e sombrios dessa doença, como se não pudesse haver melhora física, mental e emocional. Já acompanhei vários estudos e pesquisas – e constatei isso na prática – que mostram que o recurso afetivo é muito mais poderoso do que qualquer arsenal médico e farmacêutico. O toque carinhoso e a massagem entram aí, assim como outras atividades prazerosas, sejam elas físicas ou artísticas. A dança, a caminhada, a pintura, a brincadeira, o contato com os familiares, o riso com os netos... Tudo isso pode retardar o envelhecimento e os sintomas limitantes da doença.

Com os tetraplégicos também é fundamental drenar – a massagem vai ativar o que está parado, mesmo que eles, aparentemente, não sintam o toque. É um fabuloso renascer de sensações e emoções. Já em pessoas com paralisia facial, a massagem pode reverter totalmente o quadro, voltando o rosto à condição anterior, com saúde plena.

Os benefícios do toque são muitos e acompanham o ser humano durante toda a sua vida. Desde o nascimento até o último suspiro, a vida na Terra é entremeada de contato físico, que acalenta, energiza, cura, motiva, dá sentido à nossa missão neste mundo. Não há existência sem carinho, nem namoro sem beijo, amizade sem abraço, assim como não existe energia sem drenagem. Não há cura sem toque. Um exemplo básico é que, intuitivamente, nós colocamos as nossas mãos sobre locais doloridos do nosso corpo, e as dores são atenuadas. A ciência pode não saber explicar direito, mas a verdade é que o princípio mágico do tato rege a vida na Terra e é parte importante da nossa felicidade.

Com os reveses da vida, que incluem sentimentos como medo, vergonha e culpa, muitos criam couraças e se endurecem, e seus corpos se tornam insensíveis aos estímulos do toque. Segundo o psiquiatra austríaco Wilhelm Reich, que desenvolveu um importante trabalho de pesquisa sobre a sexualidade humana, nessa "couraça muscular do caráter", a pessoa praticamente anestesia sua pele e não consegue sentir o contato amoroso ou o repele por sentir-se amedrontado por ele. "A vida brota de milhares de fontes vibrantes, entrega-se a todos que a agarram, recusa-se a ser expressa em frases tediosas, aceita apenas as ações transparentes, as palavras verdadeiras e o prazer do amor", dizia Reich, seguidor de Sigmund Freud e teórico controvertido, que conquistou seguidores no mundo inteiro.

Menciono Reich porque ele também fala da importância do toque positivo desde a infância, para que o ser humano se sinta vivo, importante, único. O primeiro ambiente em que as pessoas aprendem o valor do toque amoroso e respeitoso é a família. Toque seu filho, seu pai, sua mãe. Abrace-os com alegria, fale de seu amor por eles. Massageie seu bebê desde o nascimento, mostre com a massagem que você o ama. Não economize carinho.

TRANSFORME A SUA VIDA COM O PODER DO TOQUE. LIBERTE-SE DAS AFLIÇÕES. SAIA DA ZONA DE CONFORTO E NÃO PERCA O RITMO. DISCIPLINA E FOCO SOB O SEU DOMÍNIO.
TOQUE E SE PERMITA SER TOCADA. MEU DESEJO É QUE VOCÊ DRENE SUA MENTE, DESINTOXICANDO-A DA COMPLICAÇÃO QUE CRIA. UM SER HUMANO FELIZ CONTAGIA CINCO SERES HUMANOS, QUE IRÃO CONTAGIAR MAIS DEZ. SE CADA UM FIZER A SUA PARTE, MUDAREMOS A SOCIEDADE E O MUNDO.

BIBLIOGRAFIA

ALTMANN-CANESTRI et al. *Tratado de flebologia y linfologia.* Prémio Universidad Nacional de Cuyo. Fundación Flebológica Argentina.

CHIKLY, Bruno. *Silent waves: theory and practice of lymph drainage therapy.*

ELWIN, Ary; SANCHES, Orlando. *Drenagem linfática manual – teoria e prática.* São Paulo: Ed. Senac, 2010. p. 11.

GODOY, José Maria Pereira de. *Drenagem linfática manual – uma nova abordagem.* São José do Rio Preto: Lin Comunicação, 1999.

GONZALEZ, Alberto P. *Lugar de médico é na cozinha*. Alaúde.

KANESHIRO, Hirashi. *Drenagem linfática em saúde e estética.*

LEIVA, Paula R. B. *Proposta de tratamento da celulite através da drenagem linfática manual.* São Caetano do Sul: Universidade do Grande ABC, 1998.

MONTAGU, Ashley. *Tocar, o significado humano da pele.* Summus.

MUMFORD, Susan. *A bíblia da massagem – o guia definitivo da massagem.* Trad. Gilson César Cardoso de Sousa. São Paulo: Pensamento, 2010. p. 22.

PÓVOA, Hélion. *O cérebro desconhecido.* Objetiva.

Revista da Pontifícia Universidade Católica do Rio Grande do Sul – Assessoria de Comunicação Social – ano XXX, n. 133, março/abril 2007.

SÁNCHEZ et. al. *Celulitis: su tratamiento integral.* Fundación Flebológica Argentina.

VOGELFANG, Daniel. *Linfologia básica*. São Paulo: Ícone. p. 19-25.

MATRIX